Neil Stevens

A resposta está no

SANGUE

Como permanecer magro e saudável com a dieta dos Grupos Sanguíneos

ISIS

Título original: ***The answer is in your blood***

Tradução:
Vani Inge Burg

Supevisão editorial:
Gustavo L. Caballero

Produção e capa:
Equipe técnica Editora Isis

Agradecimento
Um agradecimento muito especial a Antonio Morimoto Jr. por sua colaboração na segunda edição do meu livro.

Neil Stevens

I.S.B.N.: 85-88886-07-3

EDITORA ISIS, LTDA.
www.editoraisis.com.br
contato@editoraisis.com.br

O sangue é um fluido muito especial

Goethe

Introdução

O tipo de sangue que corre por nossas veias exerce uma poderosa influência sobre nossas vidas, determinando as doenças às que somos propensos, os alimentos que são mais adequados para nós e também aqueles que não são. Conforme for o nosso grupo sanguíneo alguns alimentos nos farão engordar e outros nos ajudarão a emagrecer. O tipo de sangue define igualmente certos traços do caráter, assim como a compatibilidade e a incompatibilidade com outras pessoas, as respostas emocionais, as tendências para sofrer determinados tipos de depressão e, inclusive, a longevidade do indivíduo.

Esta ideia começou a se difundir no Ocidente nos meados da década de 90, quando foram publicados os trabalhos do médico naturalista norte-americano Peter d'Adamo, continuando a obra de seu pai assim como a de outros cientistas, e está causando uma certa comoção em todo o mundo. O entusiasmo daqueles que, finalmente, encontraram uma maneira fácil e agradável de se manterem magros e sadios se confunde com o sarcasmo e a incredulidade de outros, entre eles, muitos profissionais da saúde. Entretanto, por inusitada que possa parecer, a crença de que o grupo sangüíneo tem uma influência decisiva em muitos aspetos da vida humana não é nada novo. Essa mesma influência tem sido observada há quase cem anos por médicos do mundo todo e em alguns países orientais, entre eles o Japão e China, a convicção de que o grupo sangüíneo tem o poder de modelar o caráter e a personalidade das pessoas e influir em todos os aspectos da vida humana, é algo tão aceito que forma parte da cultura popular.

A presente obra trata de resumir, com a máxima clareza possível, todos os trabalhos e os estudos publicados até esta data sobre este apaixonante tema.

O que são os tipos sanguíneos?

Numa visão simplista, o sangue das pessoas é todo igual. Contudo, ao analisarmos num microscópio fazem-se evidentes algumas importantes diferenças. No ano de 1901, um jovem cientista austríaco chamado Karl Landsteiner classificou o sangue com base em algumas dessas diferenças, ainda que, como costuma acontecer, durante certo tempo seus trabalhos despertaram apenas um leve interesse. Landsteiner notou a presença de dois tipos diferentes de moléculas na superfície dos glóbulos vermelhos. A primeira das referidas moléculas chamou-a de "A" e a outra a chamou de "B".

Quando os glóbulos de uma determinada pessoa possuíam em sua superfície unicamente moléculas do tipo "A", denominou esse sangue de tipo "A" e quando os glóbulos vermelhos de outra mostravam na sua superfície somente moléculas "B" denominou esse sangue tipo "B". Nos casos em que, no sangue de uma pessoa, existiam ambas as moléculas, chamou o sangue do tipo "AB" e quando nenhuma das referidas moléculas estava presente, denominou a esse sangue tipo "O".

Quando se misturam dois tipos de sangue diferentes, as células sanguíneas podem comprimir-se formando coágulos, criando uma situação que poderia ser fatal. Por isso é tão importante conhecer o tipo de sangue antes de realizar uma transfusão. Em casos de emergência, pode-se utilizar o sangue do tipo "O", já que este é aceito por todos os demais tipos, ainda que continue existindo um pequeno risco.

Um doador do tipo "A" poderá doar a outras pessoas cujo sangue seja do tipo "A" ou mesmo "AB".

Um doador do tipo "B" poderá ser doador a outros con sangue do tipo "B" ou "AB".

Um doador do tipo "AB" poderá ser doador unicamente para outras pessoas do tipo "AB".

O sangue do tipo "O", também chamado de "universal", poderá ser doador às pessoas de qualquer um dos demais tipos sanguíneos. Assim uma pessoa com sangue do tipo "A" poderá receber sangue dos tipos "A" e "O", e uma pessoa com sangue tipo "B", só poderá receber sangue dos tipos "B" e "O".

As pessoas com sangue tipo "O" somente poderão receber sangue de outra com o mesmo tipo "O".

As pessoas cujo sangue seja do tipo "AB", podem receber sangue de qualquer um dos outros tipos, são "receptores universais". Não obstante, é sempre melhor utilizar o mesmo tipo de sangue e com o mesmo Rh (o fator Rh foi também descoberto por Karl Landsteiner, comparando o sangue humano com o dos macacos *rhesus*.)

Além de ser um trabalhador incansável, Karl Landsteiner foi, em muitos aspectos, um cientista visionário, como o demonstram seus estudos a respeito dos efeitos que a dieta tem sobre o sangue e, em geral, sobre a saúde humana. Finalmente, a importância dos seus trabalhos foi reconhecida e recompensada pela comunidade internacional, sendo ele premiado pela Academia Sueca, no ano de 1930, com o Prêmio Nobel de Medicina e Fisiologia.

Em termos mundiais o tipo sanguíneo "O" representa aproximadamente 50% do total da população. O tipo "A", 40%, o tipo "B" 8% aproximadamente e o tipo "AB" somente 2%.

Cada tipo de sangue, evoluiu como resultado das circunstâncias ambientais e dos alimentos disponíveis nas diferentes épocas da humanidade. O tipo "O" é o original, e, por essa razão, o mais antigo, com pelo menos, 40.000 anos de antigüidade, tendo evoluído dele os tipos "A" e posteriormente o tipo "B". O tipo "AB" é a mutação mais recente e acredita-se que tenha surgido há menos de 2.000 anos.

Os quatro tipos sanguíneos

O Tipo "O" (o caçador)

Há 40.000 ou 50.000 anos, acredita-se que o homem era, fundamentalmente, caçador e só existia sangue do tipo "O". Sua astúcia e sua inteligência já lhe permitiam competir em igualdade de condições com outros predadores fisicamente muito mais dotados do que ele, evitando da forma como melhor podia, ser ele próprio o alimento. A população humana era então pouco numerosa e a caça muito abundante. Uma peça de bom tamanho alimentava toda a tribo por vários dias. Durante milhares de anos a dieta básica do homem era formada por proteínas e gorduras animais, complementada com algumas frutas silvestres. Investigações realizadas recentemente mostraram que, nos Estados Unidos, onde o consumo de carne é muito elevado, os indivíduos com sangue do tipo "O" são os mais longevos devido a sua maior capacidade para consumir proteína animal e pelo o vigor de seus sistemas imunológicos e de seus ácidos estomacais, os quais permitem assimilar quase qualquer coisa. Uma outra característica positiva é que seu sangue é naturalmente muito fino. Contudo, um aspecto negativo dos potentes ácidos estomacais ou gástricos é a maior incidência de úlceras. Quando não se alimenta com a regularidade devida, o indivíduo com sangue tipo "O", é o mais propenso a desenvolver problemas estomacais que podem degenerar em úlceras.

Mesmo que já faça muito tempo que os homens deixaram de ser caçadores, os indivíduos com sangue tipo "O", tendem a possuir uma estrutura física grande e forte, em consequência do processo de adaptação e de sobrevivência das espécies. Quando um indivíduo precisa caçar para se alimentar, sem veículos, nem rifles automáticos, a força e resistência física são requisitos importantes. Está constatado que entre esportistas profissionais como jogadores de futebol, boxeadores e outros profissionais do esporte, existe predominância de portadores do tipo "O". O mesmo acontece com indivíduos de sociedades que atualmente continuam sendo caçadoras, como alguns povos africanos, os esquimós e algumas etnias nativas americanas. Os homens portadores do sangue tipo "O" representaram, e ainda representam, um papel importante na história dos Estados Unidos, assim como da Austrália, exercendo trabalhos que requerem uma maior massa muscular e resistência física, uma vez que estes indivíduos se apresentam musculosos com uma estrutura óssea robusta. É importante destacar também que, de modo geral, os indivíduos portadores de sangue tipo "O" comprovadamente vivem mais que os de outros tipos sanguíneos. Isso também é devido a estarem mais imunes e resistentes às doenças como tifo, cólera, malaria, varíola e outras, praticamente erradicadas no Ocidente, permanecendo existentes apenas nos países do terceiro mundo onde a frequência do tipo "O" é infinitamente menor. Na Índia, por exemplo, que é um dos países onde muitas destas doenças ainda existem, há uma porcentagem muito pequena de indivíduos com sangue tipo "O". Os turistas onívoros que viajam para a índia e se aventuram além das regiões internacionalizadas sabem o quanto é difícil nesse país conseguir alimentar-se à base de carne. Por ser um país praticamente vegetariano, não é fácil ali seguir uma dieta adequada para o tipo de sangue "O".

Um aspecto muito positivo do sangue tipo "O" é a carência de vários fatores coagulantes que estão presentes em outros grupos sanguíneos já que seu sangue é mais fino, o que dificulta a formação de placas e trombos. Consequentemente, as pessoas com sangue tipo "O" correm menor risco de infartos, embolias e tromboses que as de outros grupos sanguíneos. Também metabolizam a proteína animal infinitamente melhor que os demais grupos, já que possuem certas enzimas que neutralizam o colesterol, reduzindo ainda mais os riscos de problemas cardiovasculares. Também suas possibilidades de contrair câncer são menores, e, nos casos em que um indivíduo com sangue tipo "O" contrair esta doença, sua evolução é muito menos perniciosa do que seria em outras pessoas com outro tipo de sangue e o seu desenvolvimento é mais lento podendo ser contido com maior facilidade. É possível, que somente a menor incidência de câncer e de doenças cardiovasculares explique, por si só, a maior longevidade destas pessoas nos países onde a dieta inclui usualmente a carne.

A contrapartida dessa vantagem é que os indivíduos com sangue tipo "O" são mais propensos a sofrer numerosos tipos de alergias e também doenças do sangue, como a hemofilia ou a leucemia. Outros tipos de doenças que podem afetar às pessoas com sangue do grupo "O" são algumas de caráter inflamatório como a artrite, que costumam ser ocasionadas por alimentos como batatas, suco de laranja e os produtos lácteos, todos muito comuns na dieta diária das pessoas. Outras doenças inflamatórias das articulações, como a espondilitis anquilosante e a artrite reumatóide também parecem afetar mais estas pessoas do que às de outros grupos sanguíneos, pelo menos nos países ocidentais.

Sob o aspecto alimentar, há muitos produtos que não se adaptam bem às pessoas de sangue tipo "O" entre esses, as diferentes variedades de cereais e produtos lácteos, os quais começaram aparecer em cena, aos homens, quando as tribos que antes eram nômades e caçadoras começaram a se estabelecerem em lugares fixos, dando inicio ao cultivo da terra e à domesticação de animais. Os pães, tanto integrais como brancos, pães doces, o leite, iogurtes e queijos estão entre os alimentos menos adequados para essas pessoas, é são também os que mais as farão engordar. Tampouco são muito propícios alguns produtos vegetais, como frutas secas, berinjelas, couves-flores e batatas.

O Tipo "A" (o agricultor)

A primeira mutação do sangue tipo "O" foi o tipo "A", consequência da adaptação do corpo humano para viver em regiões onde a carne já não era tão abundante.

Com o crescimento da população, chegou um momento no qual os espaços para a caça copiosa eram insuficientes para todos. Por esta razão, algumas tribos viram-se obrigadas a emigrar para lugares onde os animais não eram tão abundantes, começando a desenvolver práticas agrícolas. Devido a esta mudança alimentar, seu organismo teve que se adaptar a uma dieta mais rica em frutas e vegetais, com pouca ou quase nenhuma carne, provocando mudanças no metabolismo destes indivíduos, inclusive no sangue. Este é o motivo pelo qual os indivíduos de sangue tipo "A" sentem-se tão bem com as dietas vegetarianas, e, ao contrario, as pessoas com sangue tipo "A" que se alimentam com a dieta típica norte-americana costumam morrer jovens, uma vez que seus organismos não assimilam nem a carne nem os produtos lácteos, carregados com gorduras saturadas. Com um sangue mais grosso, ficam mais propensos à formação de trombos, diferentemente dos indivíduos portadores do tipo "O" já mencionado. As pessoas com sangue tipo "A", que consomem assiduamente carne e lácteos são muito mais propensas a problemas cardiovasculares, infartos, anemias e muitas outras doenças.

Uma particularidade do sangue tipo "A" é apresentar duas variedades, "A1" e "A2". O sangue tipo "A2" foi a primeira adaptação do tipo "O", motivo pelo qual conserva algumas características genéticas desse, especialmente no que se refere à massa muscular e à capacidade de consumir alimentos mais diferentes e variados do que os indivíduos com sangue tipo "A1".

Acredita-se que o início da raça humana tenha acontecido no continente africano e que o tipo de sangue "A", especialmente o "A1", o qual é mais abundante que o "A2", evoluiu quando parte da população emigro para continentes bem diferentes das planícies africanas como Europa, Ásia e Austrália, razão pela qual seus corpos viram-se forçados a se adaptar a uma dieta diferente, formada basicamente por frutas, verduras, leguminosas e cereais. Ao mesmo tempo, outras mutações aconteceram nos seus corpos. Os povos que emigraram para o Norte desenvolveram uma pele mais clara, melhor adaptada para metabolizar a vitamina "D" da luz solar, em lugares onde os dias eram mais curtos e menos luminosos e as noites mais longas.

Nos Estados Unidos a dieta é à base de carne, batatas e laticínios. Os indivíduos com sangue tipo "A" não toleram muito bem nenhum desses alimentos, por isso não é de se estranhar que a vida dos norte-americanos de sangue tipo "A" seja mais curta que a dos outros grupos sanguíneos. O mesmo acontece com a maioria dos países ocidentais, onde as pessoas de sangue tipo "A" morrem muito cedo, tanto por causa de problemas cardiovasculares quanto de câncer e outras doenças.

Un aspecto diferente é o que encontramos no Japão, onde a maioria da população possui sangue do tipo "A". Curiosamente, o Japão apresente a taxa de longevidade mais elevada do mundo: em média 78 anos para os homens e 83 para mulheres. Esse fenômeno é devido ao fato de que os japoneses comem de acordo com seu tipo sanguíneo. Durante séculos sua dieta básica tem sido formada por arroz, pescados, produtos de soja e chá verde. Esta dieta, extraordinariamente apropriada para as pessoas com sangue tipo "A" seria a responsável por sua boa saúde e o motivo pelo qual as pessoas no Japão vivem mais anos que as pessoas de sangue tipo

"A" em outros países. Entretanto, os japoneses que emigraram para outros lugares, como Estados Unidos ou Brasil, apresentam uma mortalidade por doenças cardiovasculares notavelmente mais elevada que as sofridas por outras etnias. Ao adotarem a alimentação local, mais rica em carnes e laticínios, seu sangue tipo "A", que para os hábitos alimentares no Japão era uma vantagem, passou, nesses novos ambientes, a ser um inconveniente para sua saúde.

O sangue tipo "A" é o mais grosso de todos. Quando as pessoas portadoras deste tipo sanguíneo ingerem gorduras animais ou produtos lácteos, seu sangue torna-se ainda mais grosso e, portanto, mais propenso a formar trombos. A própria espessura desse sangue faz com que o coração precise trabalhar mais para bombear e levar o sangue a todos os demais órgãos do corpo, causando, assim, hipertensão e um crescimento anormal do músculo cardíaco. Numa sociedade como a norte-americana, onde 40% da população possui sangue do tipo "A" e somente 5% dela é vegetariana, as consequências são catastróficas. Numerosas investigações (ver referências) relacionam a maioria dos cânceres com o tipo de sangue "A".

Outro inconveniente das pessoas com sangue do tipo "A" que vivem nos países ocidentais é a maior vulnerabilidade diante do estresse. O fato de manter uma dieta alimentar pouco apropriada, faz com que, o sistema imunológico não funcione adequadamente e, por este motivo, diante de uma situação de estresse, o organismo fique praticamente desprotegido. Resumindo, o mais conveniente para os ocidentais com sangue do tipo "A" seria uma alimentação vegetariana, sem carne nem laticínios, procurando, além de tudo, ingerir alimentos ricos em antioxidantes (como o chá verde), e em resveratrol, (como os amendoins, o vinho tinto e o suco de uva preta). Esta substância recentemente descoberta, o resveratrol, evita a formação de trombos e a oxidação do colesterol LDL, motivo pelo qual se constitui numa proteção efetiva tanto contra as doenças cardiovasculares como contra o câncer.

O Tipo "B" (o pastor)

O tipo sanguíneo "B" foi outra mutação na história evolutiva do ser humano sobre este planeta. Compartilha algumas características dos tipos "O" e "A", e tem outras que são suas próprias e que o diferenciam destes outros dois tipos. O sangue do tipo "B" não é tão fino quanto o do tipo "O", nem tão grosso quanto o do tipo "A". A maioria das pessoas com sangue do tipo "B" podem comer carne com moderação, sem medo de desenvolver problemas cardiovasculares. Isto não significa que a carne seja um alimento ideal para eles, porem não é tão prejudicial quanto para outros tipos sanguíneos. Por outro lado, os indivíduos com sangue do tipo "B" podem metabolizar perfeitamente o leite e seus derivados, coisa que não conseguem as pessoas dos tipo "O" e "A".

Nos países ocidentais, as pessoas com este tipo de sangue não estão isentas de câncer nem de doenças cardiovasculares, mas quando contraem esses tipos de doenças costumam ser-lhes de menor gravidade, tendendo elas a viver mais que aqueles que possuem os tipos "A" e "AB".

Entre os problemas que costumam afetar especialmente este grupo sanguíneo estão a pólio, o lúpulo, as doenças de pele e certas doenças raras como a de Lou Gehring. Ainda que, sem dúvida, essas doenças sejam graves, não é raro que os afetados vivam 80 ou

90 anos. A impossibilidade de metabolizar certos alimentos é o que dispõe às pessoas com este tipo de sangue a contrair as mencionadas doenças do sistema imunológico. Por exemplo, um alimento que causa muito dano para as pessoas portadoras deste tipo de sangue é a carne de frango. O frango, que contém uma lectina perigosa que pode contribuir para formação de coágulos no sangue, também abre nestas pessoas a porta para o câncer e para diversas doenças gastrointestinais. Outros alimentos pouco recomendáveis para as pessoas com esse tipo de sangue são o milho, o tomate e o amendoim.

Os Doutores Joseph Christiano e Steven Weissberg, que realizaram uma meticulosa investigação sobre os tipos sanguíneos, mencionam seu espanto ao descobrir que quase todas as pessoas que entrevistaram, cujo sangue era do tipo "B", possuíam uma inteligência pouco comum. Tratava-se de indivíduos capazes de pensar de uma maneira profunda e original, enxergar o mundo desde um ponto de vista diferente do que a maioria. Não há de estranhar que existam no mundo mais indivíduos bem sucedidos portadores do sangue tipo "B" que de qualquer outro tipo. Contudo, pese à sua brilhante inteligência, costumam ser indivíduos introvertidos, que não despertam a simpatia das pessoas de outros tipos sanguíneos, talvez, pela sua forma diferente de enxergar e encarar os negócios e a própria vida.

A longevidade dessas pessoas é também considerável, talvez devido ao fato de assimilarem sem grandes danos as gorduras e as proteínas animais com os correspondentes aminoácidos essenciais.

Além disso, são capazes de consumir uma grande variedade de alimentos, razão pela qual sua captação de minerais, vitaminas e aminoácidos essenciais é muito melhor que a dos indivíduos dos tipos "A" e "AB". Christiano e Weissberg informam que, mesmo quando o físico das pessoas de sangue tipo "B" tende a ser robusto, não são elas adeptas à pratica de esporte. Profissionalmente, costumam inclinar-se por profissões do tipo intelectual: medicina, direito, ciências e tecnologia. É surpreendente observar que indivíduos com este tipo de sangue sofrem mais de enfermidades crônicas para as quais a medicina não tem solução, tais como pólio, problemas cutâneos, psoríasi, eczemas ou esclerose. Também é comum encontrar, entre os portadores do sangue tipo "B", alguns que tenham, ou já tiveram, problemas que lhes afetaram os pés.

Uma elevada porcentagem dessas pessoas sofreu nos pés algum tipo de intervenção cirúrgica. Entretanto, costumam ser indivíduos robustos e bastante sadios, cujas vidas tendem a ser longas e produtivas. Seus problemas de obesidade costumam ser causados pela lectina de alguns cereais. Não assimilam muito bem o trigo, tampouco o milho e muito menos o centeio.

O tipo "AB" (o recém chegado)

O tipo sangüíneo "AB" é o único que não evoluiu do mesmo modo que os demais. Enquanto os outros tipos existem desde muito tempo, o tipo "AB" apareceu nos últimos dois mil anos. E isso não foi propiciado, como nos demais casos, por trocas ambientais ou mudanças dos hábitos alimentares, até hoje se desconhece o motivo de seu surgimento, continuando a ser um mistério.

Acredita-se, no entanto, que o tipo de sangue "AB" seja o resultado da mistura do tipo "A" com o tipo "B". Porém, e devido a que geneticamente falando, ambos os tipos são genes dominantes, o resultado deveria ter sido "A" ou "B". A pergunta que aqui cabe seria: se tanto o sangue do tipo "A" quanto a do tipo "B" existem há milhares de anos, qual foi o motivo para que tenha surgido recentemente uma nova mutação? E por que acontece com tão pouca frquência? (Somente dois por cento da população mundial possui sangue do tipo "AB"). As respostas a essas perguntas são desconhecidas. O comum é que uma mutação surja para garantir a sobrevivência da espécie e provavelmente seja este o motivo pelo qual apareceu o sangue do tipo "AB". A alimentação adequada para os portadores do tipo "AB" é similar àquela dos portadores do tipo "A", com pequenas quantidades de proteína animal. Se o consumo de carne for excessivo, os riscos que o indivíduo com sangue to tipo "AB" corre em relação a doenças cardiovasculares e cancerígenas são os mesmos que os do tipo "A".

As pessoas de sangue tipo "AB", de um modo geral, são agradáveis e inteligentes. Muitas delas são profissionais: médicos, dentistas, advogados, homens de negócios, atores, etc. Não é difícil que possuam um brilho, um atrativo especial ou um grande carisma. Políticos e mestres espirituais são, na sua maioria, portadores de sangue tipo "AB". Entre as mulheres portadoras deste tipo de sangue é comum encontrar algumas que sofram de problemas durante o ciclo menstrual, tais como constantes dores de cabeça ou enxaquecas, geradas pelos mesmos desequilíbrios hormonais que causam os problemas na menstruação.

Outra doença que se repete uma vez ou outra entre as pessoas desse tipo sangüíneo é a chamada desordem bipolar ou depressão maníaca, que também está relacionada com um desequilíbrio químico ou hormonal. O sistema imunológico desse tipo sanguíneo é o mais propício para todos os vírus e todas as doenças. Parece que o tipo "AB" abre seus braços para todos, tanto externa como internamente. Com relação a sua estrutura física, estas pessoas costumam ser ligeiramente mais musculosas que as do tipo "A", porém menos que as de sangue tipo "B". São, também, os tipos de pessoas que, ao realizar exercícios assiduamente, conseguem massa muscular com certa facilidade, mas a perdem rapidamente quando deixam de se exercitarem. Tanto nos Estados Unidos quanto na maioria dos países ocidentais, a vida das pessoas com sangue do tipo "AB" não costuma se destacar por sua duração. Talvez seja isso devido à dificuldade que tem para continuar a dieta adequada para suas necessidades. Como às pessoas com sangue do tipo "A", para as do tipo "AB" recomenda-se ingerir alimentos ricos em antioxidantes, como o chá verde, e em resveratrol, como os amendoins, o vinho tinto e o suco de uva.

Os tipos sanguíneos e a personalidade

O caso do Japão

No Ocidente existem muitos estudos que associam certos tipos sanguíneos com uma maior incidência de determinados tipos de depressão e de desordens psicológicas, porém com referência à relação que possa existir entre o tipo sanguíneo e a personalidade ou o caráter do indivíduo, até recentemente, as pesquisas realizadas eram escassas.

No Japão a psicologia oficial tampouco tem mostrado grande interesse neste tema, mas a ideia de que o grupo sanguíneo tem uma clara influência sobre a personalidade e, inclusive, sobre as habilidades e as capacidades do indivíduo é tão aceito ali, em todos os escalões sociais, que não é incomum que pouco depois de sermos apresentados a uma pessoa, esta nos pergunte qual é nosso tipo de sangue. Não é que seja um vampiro aficionado, o que acontece é que no Japão o tipo de sangue é como o signo astrológico nos países ocidentais, e ainda mais amplamente aceito. Nos programas matutinos de rádio, depois da informação sobre o tempo, é frequente escutar as previsões para o dia, de acordo com os diferentes tipos sanguíneos. Situações que no Ocidente seriam absurdas ali são frequentes. Num artigo publicado no dia 21 de Novembro de 1990 pelo Asahi, um dos jornais mais importantes do Japão, mencionava-se que uma conhecida empresa fabricante de aparelhos eletrônicos estava lançando um novo programa de "marketing", desenhado e dirigido por executivos cujo tipo sanguíneo era "AB"! Se perguntarmos a um estudante universitário japonês se ele acredita que o tipo sanguíneo influi na personalidade do indivíduo, a resposta será "sim". Mas a referida crença não é somente compartilhada pelos estudantes.

Numa pesquisa realizada em 1986 (Tokama), somente 4% dos entrevistados manifestaram que não acreditavam nessa relação. Os empregados da companhia imobiliária Saisan Misawa Homes Company, de Saaitama, levam o tipo sangüíneo bem visível em sua identificação pessoal (crachá), além do seu nome e sua cidade de procedência. A companhia comprovou que isso teve um efeito positivo sobre os clientes. A maioria dos gerentes e chefes de recursos humanos das grandes empresas não escondem que na hora de selecionar novos funcionários, levam em consideração o grupo sanguíneo dos candidatos.

Nas estações de trem, nos centros comerciais e em outros lugares públicos é comum ver máquinas automáticas, que fazem análise do tipo de sangue no ato. Por outro lado, muitas creches e jardins de infância separam as crianças conforme seu tipo sanguíneo, para serem educados de acordo com cada tipo.

Ainda que esta crença esteja totalmente enraizada na consciência popular japonesa, é bastante recente. Tudo começou no ano de 1927, quando Takeji Furukawa publicou uma série de artigos baseados em informações procedentes da Grécia antiga e das modernas teorias de Carl Jung, os quais intitulou: "Estudo do temperamento através do tipo sanguíneo".

Nesses estudos delineava os traços principais de cada tipo:

Tipo "O": Tranquilo, paciente, controlando suas emoções, com forte vontade e grande confiança em si mesmo, apesar de seu aspecto calmo.

Tipo "A": Reservado, de modos suaves, constantemente preocupado, indeciso, cauteloso, mais dado ao auto-sacrifício do que à luta.

Tipo "B": Amável, independente, alegre, falador, sensível, sociável, generoso e atencioso com os demais.

Tipo "AB": Possuindo externamente as qualidades do tipo "B", mas no seu interior as do tipo "A".

Não foi necessário muito tempo para que estes estereótipos fossem totalmente aceitos pela população. Já em 1937, um médico do Ministério de Assuntos Exteriores externava que as pessoas do grupo sanguíneo "O" eram, sem dúvida, os melhores diplomatas. Em seguida, na década de 1970, Masahiko Nomi acrescentou às ideias de Furukawa na descrição das pessoas com sangue tipo "O", como extrovertidas, fortes e expressivas, sempre decididas a conseguir seus propósitos, muito conscientes das relações de poder, que sabem como correr riscos e que não gostam de ser subordinados.

Às do grupo "A" como introvertidas, reprimidas tanto em suas palavras como nos seus atos, perfeccionistas, que gostam de seguir as normas e os costumes sociais, sendo para elas muito importante a ordem social, não confiam facilmente nos outros e têm uma clara preferência pelas relações humanas pacíficas.

Às do tipo "B" como livres pensadores, pouco preocupadas com os hábitos e costumes sociais; e por isso que os outros os chamam de independentes e carentes de ambição.

Por ultimo às do grupo "AB" como críticas, boms analistas, com pensamento racional muito desenvolvido, passivas e distantes.

Graças à difusão dada pelos meios eletrônicos, a ideia de que os grupos sanguíneos têm a ver com a personalidade tornou-se totalmente popular, até o ponto em que, atualmente, no Japão, é impensável realizar a escolha de uma profissão, de um amigo ou de um cônjuge sem levar em consideração o grupo sanguíneo. Por exemplo, todo o mundo sabe que as pessoas com sangue do tipo "A" são bons mestres e as do tipo "O" são perfeitos instrutores militares.

Em 1980, Nomi publicou, junto com Alexander Besher, o livro "You Are Your Blood Type" (Você é o seu tipo de sangue), que vendeu mais de seis milhões de exemplares. Os aficionados pela história fazem coincidir os quatro tipos sanguíneos com as quatro classes sociais existentes no Japão feudal: o tipo "O" (com vontade e confiança em si mesmo) corresponderia aos guerreiros; o "A" (submisso e de modos suaves) os agricultores; o tipo "AB" (inteligente e sensível) aos artistas e o tipo "B" (amável e extrovertido) aos comerciantes.

Sabe-se que qualquer intenção de catalogar as pessoas, ou seja dizer que as pessoas portadoras do tipo "A" são desta maneira ou o tipo "B" são daquela outra, pode ser perigosa. O passo seguinte seria dizer: que o tipo "B" é superior, ou somente o tipo "O" é adequado para presidente. Desta forma se desenvolveria, com muita facilidade, um sistema de castas. E também, neste sentido, há antecedentes lamentáveis. Poucos anos depois que Landsteiner publicou seus trabalhos, os mesmos começaram a ser distorcidos com propósitos temerârios. Em sua "antropologia dos tipos sanguíneos", Dungern propunha que o sangue da raça pura européia (germânica) era do tipo "A", e todos de cabelos loiros e olhos azuis. Em apoio a sua teoria, expunha os resultados de uma experiência realizada em 1910, a qual mostrou que o único animal que possui sangue do tipo "A" é o chipanzé. O sangue de todos os outros é do tipo "B" (hoje se sabe que também há chipanzés com sangue tipo "O" e alguns outros macacos com tipo "A").

A maioria dos representantes da psicologia oficial desestimam o valor dessa crença popular japonesa. O professor de psicologia Masao Omura, da Universidade Nihon, disse que estas ideias chegaram a ser bastante aceitas devido a que o povo japonês é geneticamente muito homogêneo. Agrupar as pessoas de acordo com seu tipo de sangue conferiria o prazer de conseguir certa diversificação, ainda que essa seja ilusória.

Com o passar dos anos, uma grande quantidade de estudos mostram que existe uma relação entre o tipo sangüíneo e a personalidade. Alguns destes estudos estão relacionados nas referências mostradas no final deste livro. As incluímos para mostrar que a possibilidade de existir uma relação real entre o tipo de sangue e certos traços da personalidade não pode ser deixada de lado, tachando-a de pura superstição. Os doutores Rinieris, Stefanis e Rabavlis, num estudo realizado em 1980 com 600 indivíduos observaram que os traços indicadores de uma personalidade obsessiva são muito mais frequentes nas pessoas dos grupos sanguíneos "A", "B" e "AB" que nos do grupo "O".

Maruthan e Prakash constataram que as tendências neuróticas das pessoas com sangue tipo "B" são superiores às que possuem as pessoas cujo sangue é dos tipos "O" e "A". Por outro lado, num estudo realizado em 1992, com pacientes de úlcera do duodeno, o Dr. Neuman e sua equipe notaram que em indivíduos de sangue do tipo "A", os níveis de ansiedade e depressão são muito superiores aos apresentados pelos doentes com sangue do tipo "O".

Se realmente existe uma relação entre o tipo de sangue e a personalidade, não é descabido pensar que também existam diferenças em relação aos diferentes tipos de sangue para as diversas profissões e que uns tipos de sangue estão melhor providos pela Natureza para resistir mais que outros ao estresse inerente a determinadas ocupações. Entretanto, é evidente a necessidade de realizar mais investigações nesse campo. Deve-se levar em consideração outros fatores genéticos e raciais que podem interferir e cuja influência poderia ser tão ou mais forte que a dos grupos sanguíneos.

Traços pessoais de cada tipo sanguíneo segundo o Dr. d'Adamo

Para o Dr. d'Adamo, máxima autoridade ocidental no tema dos grupos sanguíneos, os traços mais significativos de cada um dos tipos respondem ao próprio processo evolutivo e são os seguintes:

O tipo "O": Todas as pessoas com esse tipo carregam em seu sangue uma herança genética de força, resistência, ousadia, intuição, confiança em si mesmo e um otimismo inato, todas estas qualidades são de grande importância para um caçador. É frequente que possuam dotes de liderança e uma certa tendência ao êxito.

O tipo "A": Com a agricultura surgiu uma nova ordem social. O tipo "A" inicial viu-se forçado a ser disciplinado, cortês e obrigado a respeitar a lei. Teve que mostrar um notável controle de si mesmo, pois nenhum tipo de comunidade pode existir se o indivíduo não respeita aos outros e suas propriedades. O tipo "A" primitivo teve que ser astuto, hábil e sagaz, para poder responder às regras de uma vida mais complexa, mas estas qualidades tinham que existir dentro de uma estrutura. Assim, viu-se obrigado a reprimir muitos dos impulsos herdados de seus ancestrais. Hoje, reprime sua ansiedade, pois isso é o que fazemos quando tentamos conviver com os demais. As pessoas com sangue tipo "A" podem chegar a acumular uma enorme tensão interior. Mas quando explodem, cuidado!

O tipo "B": A vida do pastor de ovelhas ou de cabras nas frias montanhas da Ásia Central requereu uma menor aceitação das normas do que as dos povos estabelecidos do tipo "A" e, por isso, tem menos ousadia e menos impulso que os do tipo "O". O tipo "B" trabalha, vive, pensa, exercita-se e se alimenta de uma maneira bastante tranquila e equilibrada, ainda que possa ter impulsos típicos do tipo "O" e também a sensibilidade do "A"; talvez os traços mais característicos desse grupo sanguíneo sejam a harmonia e o amor à liberdade.

O tipo "AB": É uma fusão do sensível e nervoso tipo "A" com o mais equilibrado tipo "B". O resultado é uma personalidade espiritual, cintilante e carismática, que abrange todos os aspectos de sua vida sem que seja muito consciente das consequências. O tipo "AB" costuma ser muito atraente e popular. Como não querer alguém que abre seus braços para todos, que não guarda rancor ao ser humilhado e que diz sempre as palavras mais diplomáticas? John F. Kennedy e Marilyn Monroe eram ambos do tipo "AB".

Compatibilidade entre os diferentes tipos

Na pesquisa realizada pelos doutores Christiano e Weissberg, cuja finalidade era principalmente médica e dietética, surgiu o dado curioso de que quase 70% dos pares que participaram do seu estudo eram do mesmo tipo sanguíneo. O mais surpreendente é que quase todas as pessoas estudadas do tipo "AB" eram casadas com outras cujo sangue era também "AB". Ao perceber essa raridade aumentaram a procura nesse sentido e a porcentagem de coincidência manteve-se. Além disso, o índice de divórcios entre os pares cujos tipos sanguíneos eram os mesmos, mostrou ser significativamente menor do que naqueles pares que não compartilhavam do mesmo tipo sangüíneo. Em sua conclusão mostram esses pesquisadores que, geralmente, as pessoas de um certo tipo sanguíneo vivem melhor com as pessoas que compartilham de seu mesmo tipo. Isto é, a maioria dos homens com sangue do tipo "O" casam com mulheres cujo sangue é do tipo "O". O mesmo acontece com o tipo de sangue "A", com o "B" e com o "AB". Mas, independentemente de que esta seja a combinação mais frequente entre os pares, tudo parece indicar que há um padrão de compatibilidade que coincide com o de dar e receber sangue de outros tipos. Assim, as pessoas de sangue tipo "O", que são doadores universais, compatibilizam-se melhor com pessoas cujo sangue também é do tipo "O", mas são compatíveis com indivíduos de todos os outros tipos sanguíneos. As pessoas de sangue tipo "A", que somente podem receber sangue de outras cujos grupos sanguíneos sejam "A" ou "O", compatibilizam-se melhor com os indivíduos cujo sangue é do tipo "A" e depois com os de sangue tipo "O". Não costumam compatibilizar-se bem com as pessoas de sangue tipo "B". E, finalmente, aqueles que possuem sangue tipo "B", os quais podem receber sangue somente de seu mesmo tipo ou do tipo "O", compatibilizam-se com quem tem também sangue do tipo "B" e depois com os de sangue tipo "O". Mas não costumam compatibilizar-se com aqueles que possuem sangue do tipo "A". A pesquisa mostrou que nos casos em que os cônjuges não eram do mesmo tipo sanguíneo as combinações mais frequentes são "A" com "AB" e "B" com "O". Tudo indica que tanto os indivíduos cujo tipo de sangue permite-lhes comer carne, como aqueles cujo tipo de sangue não aconselha a comer carne, têm algo em comum que os atrai. Por outro lado, o maior índice de divórcios acontece entre os pares cujos sangues são dos tipos A e B. Estes são os tipos menos compatíveis e que menos se entendem. Estas descobertas são tão interessantes que justificam maiores e mais vastas pesquisas nesse sentido.

A conexão entre a dieta e o tipo sanguíneo

Tipos sanguíneos, doenças e longevidade

Toda vez que vejo os resultados de um estudo realizado sobre os efeitos de alguns medicamentos ou remédios e estes parecem pouco coerentes, mostrando efetividade em algumas pessoas e nenhum efeito em outras, não posso evitar pensar que, se fosse levado em consideração o tipo sanguíneo do paciente, talvez a conclusão fosse diferente. Dois exemplos clássicos são a aspirina e a vitamina "E". Na atualidade, considera-se que ambas substâncias são medicamentos milagrosos e de fato têm salvado milhões de vidas, sobretudo de pessoas com sangue do tipo "A" e "AB". O sangue destes indivíduos é muito mais grosso que o das pessoas dos grupos "B" e "O". Por isso, os efeitos anticoagulantes da aspirina e da vitamina "E" diminuem, neles, os riscos de que um coágulo impeça a passagem do sangue por uma artéria vital, com o consequente efeito, que poderia ser irreparável. Entretanto, a aspirina e a vitamina "E" não são recomendáveis para as pessoas com sangue dos tipos "O" e "B", pois poderiam tornar seu sangue excessivamente fino, provocando hemorragias e outros problemas.

Nos países ocidentais as doenças cardiovasculares e o câncer são as duas principais causas de morte. Indivíduos de todos os tipos sanguíneos morrem a cada dia por causa delas. Contudo, aqueles que possuem sangue dos tipos "A" e "AB" morrem muito mais jovens que os de tipos "O" e "B" também afetados por essas doenças. É comum que, nas pessoas de sangue tipo "O" os sintomas dessas doenças não aparecem até os 60 ou 70 anos, enquanto que, nas do tipo "A", podem tornar-se presentes já a partir dos 35 ou dos 40.

Curiosamente, as mortes por infarto em pessoas menores de 50 anos com tipo de sangue "A" e "AB" são muito mais freqüentes nos homens que nas mulheres. Está comprovado que durante o período menstrual normal e até a menopausa, as mulheres possuem algum tipo de proteção hormonal, enquanto que a partir da menopausa seu índice de morte por problemas cardiovasculares já são semelhantes ao dos homens.

E algo semelhante acontece com o câncer. Entre as pessoas falecidas de câncer com tipos de sangue "A" e "AB" é frequente encontrar indivíduos de 40 e 50 anos, enquanto que as mortes por câncer do tipo sanguíneo "O" costumam ser em maior quantidade em pessoas de 70 ou 80 anos. Uma consequência direta da dieta rica em proteínas animais, é que as pessoas com sangue do tipo "A" vivem em média 25 anos menos que as que têm sangue do tipo "O". Mas nem tudo são vantagens para as pessoas de sangue tipo "O". Nas doenças do sangue e nos transtornos alérgicos, gástricos e intestinais, costumam ser eles os primeiros da fila. Numerosos estudos mostram que uma alta percentagem daqueles que contraem infecções pela bactéria *helicobacter pylori* possuem sangue do tipo "O". O mesmo acontece com as colites, úlceras do estômago e do duodeno, síndrome do intestino irritável e também com as sinusites.

O processo do aglutinamento

A natureza dotou nosso organismo com métodos muito sofisticados para que descubra se uma substância é estranha a ele ou não, para que lhe seja possível saber rapidamente se determinada substância forma ou pode formar parte do sistema ou se é um potencial inimigo. Um dos aliados com que o nosso sistema imunológico pode contar para conseguir essa finalidade são os chamados antígenos. Os antígenos são encontrados em todas as formas de vida: desde os organismos mais simples, até no próprio corpo humano, o qual possui alguns antígenos únicos, que formam parte de sua identidade química. Um dos antígenos mais importantes no ser humano, alias, é o que determina seu tipo de sangue. Cada tipo de sangue possui um antígeno diferente, com sua própria estrutura química, e precisamente o tipo de antígeno existente nos glóbulos vermelhos é o que determina o tipo de sangue da pessoa. Isto é, as moléculas que Landsteiner descobriu na superfície dos glóbulos vermelhos são os antígenos.

Assim, as pessoas cujo sangue é do tipo "A" possuem antígenos "A". Aquelas cujo sangue é do tipo "B" possuem antígenos "B". Quem tem sangue do tipo "AB" possui antígenos "A" e "B". As pessoas com sangue do tipo "O" não possuem nenhum antígeno. Quimicamente, os antígenos são cadeias de moléculas de açucar (basicamente 'fucosa'). Quando um antígeno de nosso sangue detecta um antígeno estranho que entrou no sistema, o primeiro passo que o sistema faz é criar anticorpos contra esse antígeno invasor. Os anticorpos são uma espécie de bombas inteligentes, substâncias destinadas a atacar o intruso a fim de destruí-lo. Assim, entre o sistema imunológico e os invasores que tentam modificar ou trocar seus antígenos para não serem descobertos, acontece constantemente uma batalha feroz. O sistema responde aumentando cada vez mais o número de anticorpos. Quando o anticorpo encontra-se com um antígeno intruso, tem lugar uma reação de aglutinamento, isto é, o anticorpo ataca o intruso e tornando-o muito pegajoso. Quando as células intrusas, as bactérias, os vírus e os parasitas são aglutinados, aderem-se, uns aos outros, o que lhes diminui a mobilidade, tornando mais fácil sua eliminação. Devido a que os micróbios dependem de sua capacidade de, escorregando, evadirem-se, esse mecanismo de defesa torna-se muito eficaz. É como se algemássemos todos os delinquentes juntos. Assim seriam menos perigosos que quando andassem soltos. Os anticorpos, do nosso tipo de sangue, não somente atacam aglutinando aos invasores, como bactérias e vírus, mas também aglutinam os antígenos de certos tipos de sangue. Por isso, nas transfusões, é necessário utilizar o mesmo tipo de sangue ou outro que seja compatível, para que seus antígenos não aglutinem ao sangue que está sendo doado. Já expusemos qual é a compatibilidade entre os diferentes tipos de sangue. Ela está precisamente baseada na existência dos anticorpos. O sangue do tipo "A" possui anticorpos contra os do tipo "B". O do tipo "B" possui anticorpos contra os do tipo "A". O do tipo "AB" não possui anticorpos contra outros tipos de sangue, e o sangue do tipo "O" possui anticorpos contra os sangues dos tipos "A" e "B".

Ao ser estudado este processo de aglutinação descobriu-se uma coisa muito importante: alguns alimentos aglutinam as células de certos tipos de sangue (igual a num processo de rejeição), contudo, não as de outros tipos sanguíneos, o que nos indica claramente que um alimento pode ser muito prejudicial para a pessoa com um tipo determinado de sangue, sendo benéfico para outra pessoa, cujo sangue é de um tipo diferente. Essa é a base da explicação científica de como funciona a dieta dos tipos sanguíneos, assim como da enorme importância que está destinada a ter na ciência da nutrição. Por exemplo, quando as pessoas do tipo sanguíneo "A" ou "AB" comem carne assiduamente, seu sangue, que já é grosso, satura-se ainda mais com os aglutinamentos provocados pelas lectinas da carne. Entretanto os indivíduos com sangue tipo "O" ou "B" não têm esses problemas, não tendo os efeitos da carne, salvo a de porco, que é nociva. Quando o indivíduo com sangue do tipo "O" come pão ou batata, algum aglutinamento ocorre em seu sangue, mesmo que, devido a que os referidos alimentos contêm pouca gordura, seu organismo não tem que depositar as substâncias não metabolizadas nas paredes das artérias, armazenando-as em outras partes do corpo, em forma de gordura: a pessoa engordará!

O papel das lectinas

Dessa forma, entre os alimentos que ingerimos e nosso sangue produz-se uma reação química, a qual está condicionada pela nossa herança genética. Ao ingerir-se um alimento, essa reação não será a mesma em num ou em outro tipo de sangue. Nesse processo, as substâncias conhecidas como lectinas desempenham um papel importante.

As lectinas são proteínas muito abundantes e diferentes que se encontram nos alimentos e que têm propriedades aglutinantes que afetam o sangue. São, também, um meio que utilizam os organismos para atacar seus inimigos naturais. Muitos micróbios, inclusive nosso próprio sistema imunológico, utilizam o poder aglutinante das lectinas em benefício próprio. Assim, por exemplo, as células dos condutos do fígado possuem lectinas em sua superfície, para ajudar a capturar bactérias e vírus. Ao mesmo tempo, certas bactérias e outros micróbios também têm lectinas que os permitem aderir-se às mucosas do corpo quando isso for de seu interesse. Usualmente, as lectinas agem concretamente sobre um tipo de sangue, tornando-o viscoso. O mesmo acontece com as lectinas dos alimentos. Ao ingerir um alimento que contém lectinas incompatíveis com os antígenos de nosso tipo de sangue, estes agem sobre um determinado órgão ou sistema de órgãos (rins, fígado, baço, estômago, etc.) e começam a aglutinar as células nessa região. Certas lectinas dos alimentos possuem características muito semelhantes a alguns antígenos sanguíneos, o que as transforma automaticamente em adversários. Por exemplo, o leite tem propriedades parecidas com o tipo sanguíneo "B", por isso, quando uma pessoa de sangue tipo "A" toma leite, seu organismo começará rapidamente um processo de aglutinamento, a fim de rechaça-lo. Outras lectinas são assimiladas por meio de processos especiais, que nem todos os tipos sanguíneos são capazes de levar a cabo. Por isso que acabam armazenando-se em algum lugar do organismo, às vezes com um efeito magnético sobre as células dessa região a qual tentam destruir. Isso gera complicações e doenças variadas, peculiares aos portadores de determinado sangue, quando a alimentação desses não é a mais indicada a seus respectivos tipos.

As lectinas estão em todos os tipos de alimentos, diferenciando-se enormemente umas das outras, a depender de sua procedência; por exemplo, a lectina do trigo tem características e efeitos diferentes da do centeio, da do milho ou da soja, pois se combina com um tipo diferente de açúcar. Cada um destes alimentos é perigoso para alguns tipos sanguíneos e benéfico para outros.

Se evitarmos os alimentos que contêm lectinas tóxicas para nosso tipo de sangue, a putrefação intestinal se reduzirá enormemente. Além disso, quando o fígado e os intestinos não metabolizam adequadamente as proteínas geram, também, subprodutos tóxicos. A acumulação destas substâncias putrefatas e tóxicas é o início de muitas doenças e de muitos tipos de câncer.

Para emagrecer, alimente-se sadiamente

Curiosamente, os alimentos que não são devidamente assimilados por nossos organismos são os que nos fazem engordar. Por outro lado, os alimentos que são metabolizados perfeitamente, isto é, os mais adequados para nosso tipo especial de sangue, não acumulam quilos, ajudando-nos também a queimar a gordura armazenada. De novo o exemplo japonês fala por si só. O Japão não somente é o país com maior longevidade do mundo (uma média de 78 anos para os homens e 83 para as mulheres não sendo incomum encontrar pessoas maiores de 100 anos ou, inclusive, mais), mas também onde menos gente obesa existe. Como já foi mencionado: o arroz, o pescado, os produtos de soja e o chá verde são os alimentos ideais para o tipo sanguíneo "A", ao qual pertence a maior parte da população japonesa, é por isso que no Japão é muito incomum encontrar pessoas com excesso de peso. Recentemente uma amiga japonesa que vive no Brasil comentava: "Aqui me consideram muito magra, no Japão me chamariam de gorda".

Ao se alimentar de acordo com seu tipo sanguíneo, você estará seguindo uma dieta totalmente equilibrada. Seu metabolismo se ajustará ao seu nível normal e as calorias serão queimadas com muito mais eficiência. O sistema digestivo processará os nutrientes de um modo muito melhor, reduzindo a retenção de líquidos. Num breve tempo o excesso de gordura desaparecerá e você manterá seu peso ideal sem esforço algum.

Os nutricionistas, as pessoas que fazem regime de emagrecimento, e todos os interessados no assunto, se deparam com frequência diante do fato desconcertante de ver como uma dieta específica, qualquer uma das muitas que existem na atualidade, funciona em algumas pessoas de maneira satisfatória, enquanto que em outras o fracasso é total. A razão desta falta de coerência nos resultados é evidente: não somos todos iguais. Diante de certos alimentos, o metabolismo de algumas pessoas não reage como o de outras. E isso é uma coisa que está na experiência de qualquer um. Pelo menos hoje sabemos já alguma coisa importante: a resposta está no sangue.

Independentemente de que surjam novos descobrimentos que venham a aperfeiçoar os conhecimentos atuais, o trabalho do

Dr. d'Adamo foi um marco na história da ciência dietética. Nunca mais ela será como antes. As dietas homogêneas para todos os pacientes tornaram-se história.

Uma alimentação sadia para cada tipo

Com a dieta dos tipos sanguíneos é muito fácil se alimentar e conseguir o peso ideal. Não é preciso estar todo o tempo contando calorias nem pesar meticulosamente os alimentos que consumiremos. Tampouco é conveniente trocar de maneira brusca alguns hábitos alimentares que provavelmente tenhamos desde a infância. O ideal é confeccionar nosso menu com alimentos saudáveis para nosso tipo sanguíneo, combinando-os com alguns neutros que sejam de nossa preferência e, assim, tratar de ir eliminando paulatinamente os alimentos prejudiciais enquanto aumentamos os favoráveis. De fato, trata-se de um processo de aprendizagem. O próprio corpo é o que aprende, e ele nos irá indicando qual é o caminho correto.

Há três categorias de alimentos: saudáveis, neutros e prejudiciais. Os alimentos saudáveis agem como um remédio, os neutros complementam a nutrição, isto é, não curam mas tampouco pioram, enquanto que os prejudiciais, dependendo da dose, são um veneno para o corpo. Lembre-se: os alimentos que não são assimilados supõem um risco para a saúde e, além disso, são os que nos fazem engordar. Os assimilados perfeitamente, isto é, os mais saudáveis para nosso tipo de sangue, curam-nos, não nos fazem acumular quilos, e se isto for pouco ainda ajudam a queimar a gordura armazenada.

O Tipo "O"

Seu passado de caçadores faz com que os indivíduos com sangue tipo "O" possuam um corpo robusto em geral, e especialmente um sistema digestivo muito resistente. Seus abundantes sucos gástricos os permitem assimilar a carne muito melhor do que outros produtos, dentre estes os cereais e seus derivados, o pão e os produtos lácteos, os quais não são adequados para eles.

Se o que queremos é manter a forma:

Para perde os quilos que sobram e manter um peso ideal as pessoas do tipo "O" deverão restringir ao mínimo seu consumo de pão, milho, feijão, lentilhas, couve e couve-flor. As calorias desses alimentos são queimadas a fogo lento pelas pessoas com sangue do tipo "O" que terminam armazenando-as em forma de gorduras. O maior inimigo das pessoas obesas com este tipo de sangue é o glúten do trigo. A maioria delas perde rapidamente peso tão somente eliminando de sua dieta qualquer tipo de pão (inclusive o pão integral). O milho tem um efeito parecido, ainda que não seja tão drástico. Outro problema bastante comum nos indivíduos cujo sangue é do grupo "O" é um pobre funcionamento da glândula tireóide. Por não dispor de suficiente hormônio tireoideo, o corpo tende a reter os líquidos e aumentar de peso. Por isso, os alimentos ricos em iodo, substância que estimula a glândula tireóide, costumam ter um acentuado efeito emagrecedor sobre essas pessoas. Entre esses alimentos estão: as algas marinhas, os pescados e os mariscos. As carnes vermelhas (carne bovina, cordeiro, fígado ou de qualquer caça) também fazem emagrecer, uma vez que estimulam seu metabolismo.

As carnes

As pessoas com sangue do grupo "O" podem comer carne com a frequência que desejarem, mas em pequenas quantidades (não mais de 150 gramas por refeição), sendo as carnes vermelhas muito mais adequadas que as de ave. A carne de cordeiro, carne bovina, de caça, assim como os pescados que aparecem na coluna dos "saudáveis" são alimentos muito benéficos para elas. Quanto maior for o esforço físico que realizem, maior será sua necessidade de proteína animal. Atualmente, as carnes estão saturadas por hormônios e antibióticos. É por isso que os indivíduos com sangue tipo "O" não podem deixar de aproveitar a ocasião de consumir carnes de caça ou de animais criados naturalmente.

CARNES		
SAUDÁVEIS	***NEUTROS***	***PREJUDICIAIS***
Carne moída	*Avestruz*	*Bacon*
Carneiro	*Cabra*	*Carne de porco*
Caça (cervo, coelho, etc.)	*Cavalo*	*Codorna*
Cordeiro	*Coelho*	*Pernil*
Coração	*Esquilo*	*Toucinho*
Fígado	*Faisão*	*Tartaruga*
Vitela	*Frango*	
Carne bovina	*Galinha*	
	Ganso	
	Pato	
	Perdiz	
	Perú	

Os pescados, crustáceos e moluscos

O peixe gorduroso do mar é extraordinariamente adequado para as pessoas com sangue tipo "O". Seu alto conteúdo em vitamina K faz que o sangue coagule quando for necessário enquanto que o iodo ajuda no funcionamento de sua glândula tireóide. Quem tiver sangue do tipo "O", coma abundantemente os peixes relacionados como "muito saudáveis", alternado-os com os mariscos e peixes "neutros" que mais gostarem e tente, por todos os meios, evitar os "prejudiciais".

PEIXES E MARISCOS		
SAUDÁVEIS	**NEUTROS**	**PREJUDICIAIS**
Arenque	*Abadejo*	*Arenque defumado*
Bacalhau	*Anchovas*	*Bagre*
Cavala	*Atum*	*Caracol grande*
Esturjão	*Beluga*	*Caviar*
Linguado	*Búsanos*	*Conchas finas*
Liça	*Cação*	*Polvo*
Lucio	*Caracóis*	*Salmão defumado*
Merluza	*Caranguejo de rio*	*Siluro*
Pargo	*Camarões*	*Vieiras*
Perca amarela	*Carpa*	
Peixe limão	*Corvina*	
Perca branca	*Enguias*	
Peixe espada	*Galinha*	
Savel (peixe marinho)	*Lagosta*	
Salmão	*Lagostim*	
Sardinha	*Linguado*	
Truta	*Lula*	
	Mero	
	Mexilhões	
	Moluscos	
	Ostras	
	Peixe monge	
	Perca do mar	
	Rapé	
	Rãs	
	Robalo	
	Tubarão	
	Truta	
	Tartaruga marinha	

Laticínios, queijos e ovos

Tanto os laticínios quanto os ovos não são alimentos muito apropriados para este grupo sangüíneo uma vez que seu sistema não consegue assimilar bem estes alimentos e as calorias fornecidas terminam sendo acumuladas em forma de gordura. Além disso, o organismo das pessoas com sangue tipo "O" tampouco consegue assimilar bem o cálcio do leite e de seus derivados. Por isso que se faz necessário incluir na dieta outras fontes de cálcio mais efetivas para eles, como os brócolis, as acelgas, as cenouras, as sementes de girassol, os produtos de soja e as sardinhas. As pessoas deste grupo, amantes do leite e do queijo, teriam que substitui-los por leite de soja ou tofu, com pequenas quantidades dos queijos relacionados como "neutros". Com relação aos ovos, sentindo-se bem, podem tomar quatro ou cinco por semana.

PRODUTOS LÁCTEOS, QUEIJOS E OVOS		
SAUDÁVEIS	***NEUTROS***	***PREJUDICIAIS***
	Leite de soja	*Amanteigados*
	Manteiga	*Coalhada*
	Margarina vegetal	*Cheddar*
	Mussarela	*Leite integral*
	Ovos de galinha	*Leite desnatado*
	Queijo de cabra fresco	*Leite de cabra*
	Queijo fresco	*Leite de ovelha*
	Fresco de ovelha	*Queijo Brie*
	Queijo Cottage	*Colby e Ricota*
	Queijo suave	*Edam e Provolone*
	Tofu	*Emmental e Golda*
		Fundido
		Requeijão
		Gruiere e Parmesão
		Manchego

Os azeites

Os azeites são um alimento importante para as pessoas com sangue do tipo "O". Seu organismo responde bem a estes, além disso são uma fonte nutritiva importante e ao mesmo tempo ajudam a evacuação. O azeite de oliva é o ideal, especialmente se é consumido cru.

AZEITES E GORDURAS		
SAUDÁVEIS	***NEUTROS***	***PREJUDICIAIS***
Azeite de linhaça	*Manteiga*	*Azeite de algodão*
Azeite de Oliva	*Fígado de bacalhau*	*Azeite de amendoim*
	Azeite de couve	*Azeite de açafrão*
	Azeite de gergelim	*Gordura de coco*
	Azeite de girassol	*Azeite de milho*

As frutas secas e grãos

Os grãos e frutas secas são uma boa fonte suplementar de proteína, mas nas pessoas com sangue tipo "O" nunca deveriam substituir a carne. Por outro lado, seu alto conteúdo em gordura torna-as pouco recomendável para aquelas pessoas que estão tentando perder peso.

FRUTAS SECAS E GRÃOS		
SAUDÁVEIS	***NEUTROS***	***PREJUDICIAIS***
Nozes	*Tamarindos*	*Cajú*
Sementes de abóbora	*Amêndoas*	*Amendoins*
	Castanhas	*Coco*
	Gergelim	*Nozes do Brasil*
	Leite de amêndoas	*Pistáche*
	Manteiga de amêndoas	
	Nozes de macadame	
	Queijo de amêndoas	
	Sementes de girassol	

Os legumes

Os legumes não são muito aproveitados pelo organismo das pessoas com sangue do tipo "O". Além disso inibem a metabolização de outros nutrientes importantes, como os que se encontram nas carnes. Por isso é recomendável que sejam ingeridos com muita moderação, evitando sempre os relacionados como "prejudiciais".

LEGUMES		
SAUDÁVEIS	***NEUTROS***	***PREJUDICIAIS***
Feijões azuki	*Ervilhas*	*Feijão manteiga*
Feijões rajados	*Favas*	*Todas as lentilhas*
	Feijões brancos	
	Feijões verdes	
	Grão de bico	

Os cereais

Os produtos derivados do trigo e, especialmente os de trigo integral, são nefastos para as pessoas com sangue tipo "O" e também são os responsáveis, em grande parte, por seus problemas de excesso de peso. Uma boa alternativa para aqueles que estão muito acostumados com o pão e têm díficuldade de prescindir dele é o chamado pão 'essênio' (seita judaica antiga), o qual é feito com grãos de trigo germinado. Costuma ser fácil encontrar nas lojas de produtos naturais, mas também pode ser feito em casa.

O mesmo acontece com as massas, já que praticamente todas elas são feitas à base de farinha de trigo. Por outro lado, as lectinas do milho afetam a produção de insulina, favorecendo, deste modo, a obesidade e, inclusive, a diabetes. As pessoas com sangue do grupo "O" com problemas de excesso de peso, ou antecedentes familiares de diabetes, deveriam evitar totalmente o milho e seus derivados.

CEREAIS E SEUS DERIVADOS		
SAUDÁVEIS	***NEUTROS***	***PREJUDICIAIS***
Pão essênio	*Amaranto*	*Aveia e seus derivados*
	Arroz integral	*Cuscuz*
	Arroz (todos os tipos)	*Gérmen de trigo*
	Cevada e seus derivados	*Milho e derivados*
	Centeio e seus derivados	*Pão ázimo*
	Milho da Índia cozido	*Pão de trigo*
	Milho da Índia estufado	*Pão integral de trigo*
	Pão de centeio	*Pão preto*
	Pão de soja	*Farelo de trigo*
	Pão de trigo germinado	*Sêmola de trigo*
	Pão sem glúten	*Confeites de trigo*
	Trigo sarraceno	*Os cereais no desjejum*
		Biscoitos de trigo
		Trigo
		Trigo cozido

As verduras

As verduras ocupam um lugar muito importante na alimentação das pessoas com sangue do tipo "O". Algumas, porém, convén evita-las. Dentre elas estão as da família das "cruciferas"como couve, couve de Bruxelas e couve-flor, pois podem inibir o funcionamento da glândula tireóide, que já por si costuma ser deficiente nas pessoas com este tipo de sangue. Entretanto, as verduras ricas em vitamina K, são todas muito bem recomendadas uma vez que favorecem a coagulação do sangue, Entre elas estão o espinafre, o alface e os brócolis. As batatas e as berinjelas costumam causar doenças artríticas nestas pessoas, enquanto que a alfafa germinada, e os champinhões, costumam produzir doenças alérgicas.

VERDURAS		
SAUDÁVEIS	***NEUTRAS***	***PREJUDICIAIS***
Abóbora	*Abobrinha*	*Berinjelas*
Alcachofra	*Agrião*	*Alfafa germinada*
Alface romana	*Aipo*	*Couve chinesa*
Algas marinhas	*Alface*	*Couve-flor*
Alho comum e porro	*Aspargos*	*Abacate*
Batata doce	*Tofu*	*Champignons*
Brócolis	*Brotos de bambu*	*Batatas*
Cebola	*Beterraba*	*Couve de Bruxelas*
Chicória	*Cenoura*	*Lombardo*
Couve manteiga	*Cogumelo*	*Repolhos*
Couve encaracolada	*Escarola*	
Dente de leão	*Favas*	
Escarola	*Gengibre*	
Espinafre	*Inhame*	
Nabos	*Tomates*	
Pimentões vermelhos	*Pimentão Marrão*	
Rabanetes roxos	*Pimentão amarelo*	
Salsa	*Pimentão verde*	
	Pepino	
	Rabanetes	

As frutas

Muitas são as frutas classificadas como neutras para as pessoas com sangue tipo "O". Dentre as mais saudáveis temos as ameixas e os figos, por seu efeito alcalino sobre o intestino. As laranjas, as tangerinas e os morangos devem ser evitados por sua elevada acidez, assim como as amoras, pois contêm uma lectina que vai dificultar a digestão nas pessoas com sague tipo "O". As azeitonas costumam estimular alergias, ocorre o mesmo com o coco, que seria melhor evitá-lo totalmente.

FRUTAS

SAUDÁVEIS	***NEUTRAS***	***PREJUDICIAIS***
Ameixas pretas	*Abacaxi*	*Azeitonas árabes*
Ameixas vermelhas	*Amoras*	*Azeitonas gregas*
Ameixas verdes	*Azeitonas verdes*	*Azeitonas pretas*
Figos frescos	*Caqui*	*Morango*
	Carambola	*Mexerica*
	Cerejas e Damascos	*Amoras*
	Passas e Uvas	*Laranjas*
	Figos e F. da Índia	*Bananas*
	Framboesas	
	Goiaba e Papaia	
	Groselha silvestre	
	Kiwi e Mangas	
	Limas e Limões	
	Maças e Pêras	
	Melancias e Melões	
	Nectarinas	
	Papaia	
	Romã e Pêssegos	
	Tâmara	

Os sucos

Para as pessoas com sangue do tipo "O" os sucos de verduras são preferíveis aos de frutas. É conveniente evitar os sucos com alto conteúdo em açúcar, como o da maçã. O suco do abacaxi pérola é especialmente benéfico para estas pessoas, pois ajuda a evitar inchaços e retenção de líquidos, contribuindo deste modo para a perda de peso.

SUCOS		
SAUDÁVEIS	**NEUTROS**	**PREJUDICIAIS**
Suco de ameixa	*Suco de damasco*	*Suco de maçã*
Suco de abacaxi	*Suco de aipo*	*Sidra de maçã*
Suco de cerejas	*Suco de arândanos*	*Suco de couve*
	Suco de limão rebaixado	*Suco de laranja*
	Suco de papaia	
	Suco de pepino	
	Suco de Sidra	
	Suco de tomate com limão	
	Suco de uva	
	Suco de cenoura	
	Sucos de verduras saudáveis	

Especiarias e Condimentos

As algas marinhas em pó, utilizadas como condimento são muito benéficas para as pessoas com sangue do tipo "O", uma vez que, por seu elevado conteúdo em iodo, estimulam o funcionamento da glândula tireóide. A salsa é outra especiaria muito adequada para essas pessoas, assim como a pimenta-malagueta, o "chili" (pimentão também chamado Agi) ou a pimenta de Caiena. Entretanto, todos os tipos de tempero e conservas em vinagre devem ser evitados, como também o "ketchup". O ideal seria que estes condimentos prejudiciais fossem substituídos por azeite de oliva, algas, salsa e alho.

ESPECIARIAS E CONDIMENTOS		
SAUDÁVEIS	***NEUTROS***	***PREJUDICIAIS***
Açafrão	*Agar-agar*	*Todo tipo de vinagres*
Algas vermelhas	*Segurelha*	*Alcaparras*
Algas pretas	*Alho*	*Canela*
Curry	*Alfabovino (manjericão)*	*Noz moscada*
Pimentão	*Anis*	*Pimenta branca*
Pimenta de Caiena	*Açafrão*	*Pimenta preta moída*
Salsa	*Açúcar branco*	*Sidra de maçã*
	Açúcar mascavo	*Ketchup*
	Tangerina	*Pepinos em conserva*
	Cardamomo	*Baunilha*
	Sementes de cebolas	
	Coentro	
	Cominho	
	Chocolate	
	Endro	
	Estragão	
	Xarope de bordo	

ESPECIARIAS E CONDIMENTOS		
SAUDÁVEIS	***NEUTROS***	***PREJUDICIAIS***
	Xarope de arroz	
	Louro	
	Malte de cevada	
	Manjerona	
	Melaço	
	Melado	
	Menta	
	Menta verde	
	Milho da Índia	
	Mostrada seca	
	Pimentão	
	Pimenta em flocos	
	Pimenta em grão	
	Rabanete picante	
	Sal	
	Molho Worcester	
	Sálvia e Tomilho	
	Tamari	
	Tamarindo	
	Tapioca	
	Maionese	

As infusões

As infusões mais recomendáveis para as pessoas com sangue tipo "O" são aquelas que ajudam o sistema imunológico, entre elas estão o chá Pu-Erh, a menta, a erva-mate e a salsaparrilha.

INFUSÕES		
SAUDÁVEIS	***NEUTRAS***	***PREJUDICIAIS***
Aholva	*Vidoeiro branco*	*Alfafa*
Caiena	*Verbasco branco (balaria)*	*Áloe*
Dente de leão	*Ginseng*	*Bolsa de pastor*
Gengibre	*Folha de framboesa*	*Cabelo de milho*
Lúpulo	*Camomila*	*Genciana*
Menta	*Marroio*	*Erva de São João*
Amora	*Mil-em-rama*	*Folha de morango*
Salsa	*Sálvia (Salveta)*	*Ruibarbo*
Tília	*Sabugueiro*	*Trevo vermelho*
Salsaparrilha	*Chá verde*	*Unha de cavalo*
Chá Pu-Erh	*Tomilho*	*Azedeira*
Erva-mate	*Valeriam*	*Língua de boi*
	Verbera	*Equinacea*

As bebidas

As pessoas com sangue tipo "O" estão bastante limitadas com relação às bebidas. Na realidade, as únicas bebidas aconselháveis são os chás e a água mineral. A cerveja não é nociva, mas se o que se quer é perder peso, deve ser abandonada ou tomada com muita moderação. Pode-se beber um copo de vinho às refeições. O café costuma ser prejudicial pois provoca um aumento na secreção dos sucos gástricos, uma vez que esses, por si mesmo são muito abundantes em pessoas portadoras do sangue do tipo "O". O ideal seria prescindir paulatinamente do café, substituindo-o por chás recomendados na tabela acima.

Com relação às bebidas alcoólicas destiladas as opiniões diferem. Recentes dados sugerem que seu consumo moderado pode ser benéfico. Contudo incluímos as mesmas na coluna de "prejudiciais", tanto pela falta de unanimidade com respeito a estas pesquisas, como também pela quantidade calórica que representam, sendo totalmente desprovidas de nutrientes e nocivas a qualquer tipo de plano para perda de peso.

BEBIDAS EM GERAL

SAUDÁVEIS	***NEUTRAS***	***PREJUDICIAIS***
Água mineral	*Cerveja*	*Café*
	Chá verde	*Café descafeinado*
	Vinho tinto	*Gasosas*
	Vinho branco	*Refrescos de cola*
		Refrescos light
		Todo refresco carbônicos
		Chá preto
		Chá preto descafeinado
		Bebidas
		alcoólicas destiladas

O tipo A

Seu passado de agricultores, mais sedentários e menos violentos, condicionou o organismo das pessoas com sangue do tipo "A" a possuírem um aparelho digestivo sensível e um sistema imunológico muito tolerante, o qual lhes permite se adaptarem mais facilmente às circunstâncias ambientais. Assimilam com dificuldade a proteína animal e as gorduras, contudo são lhes muito benéficas as verduras, os cereais, os peixes, os legumes e as frutas. As pessoas com sangue do tipo "A" que seguem a dieta usual nos países ocidentais, estarão, biologicamente, mais predispostas às afecções cardiovasculares, ao câncer e às diabetes. Por esta razão é muito importante que tentem reduzir paulatinamente o consumo de alimentos processados e refinados, tão freqüentes nos países desenvolvidos. Suas embalagens vistosas, escondem um fato alarmante: cada vez contêm menos nutrientes e mais aditivos, conservantes e corantes suspeitos. Por este motivo, o ideal seria que as pessoas com sangue do tipo "A" alimentem-se tão naturalmente quanto possível for, com alimentos frescos e puros.

Se o que queremos é manter a silhueta:

A pessoa obesa com sangue do tipo "A" começará a perder peso rapidamente quando elimine de sua dieta a carne e outros alimentos prejudiciais para ela. Ao mesmo tempo, notará que sente mais dinamismo e menos "moleza". De fato, as dificuldades que seu sistema digestivo têm para processar a carne, fazem com que essa acabe armazenada como gordura, além de estimular a retenção de líquidos. O leite e seus derivados tampouco são bem digeridos pelas pessoas com sangue do tipo "A", porque, além de alterar o funcionamento da insulina, são muito ricos em gorduras saturadas, as quais são perigosas para o coração, podendo levar à obesidade e às diabetes. O trigo e o pão não são alimentos proibidos para elas, mas devem ingerí-los com muita prudência uma vez que um consumo excessivo faria seu tecido muscular tornar-se demasiado ácido. E, finalmente, um legume que devem evitar é a fava, pois interfere com as enzimas digestivas, tornando mais lento o seu metabolismo.

Entre os alimentos que mais estimulam a perda de peso nas pessoas com sangue do tipo "A" está o abacaxi, pois favorece a evacuação intestinal. Além disso também contém uma enzima, a bromelina, que estimula o metabolismo e reduz o apetite. Outros alimentos convenientes para aqueles que querem perder peso tendo sangue tipo "A" são os chá verde, que também exerce uma proteção muito efetiva contra o câncer e outras doenças, o azeite de oliva, as verduras em geral e os produtos de soja, os quais ajudam o seu processo digestivo e melhoram seu metabolismo.

As carnes

Para as pessoas com sangue do tipo "A" acostumadas a se alimentar comendo carnes seria ideal começar substituindo as carnes por peixes, vários dias por semana. Quando quiserem comer carne, é prudente a escolha das mais magras que possam encontrar e as ingiram grelhadas ou ao forno. O frango é mais saudável que a carne vermelha, por isso é conveniente que estas pessoas abstenham-se totalmente de comer embutidos e produtos à base de carne processada como as salsichas, o presunto ou a linguiça, pois os nitritos que contêm costumam provocar câncer nas pessoas com pouco suco gástrico, como é o caso dos indivíduos com sangue do tipo "A".

CARNES		
SAUDÁVEIS	***NEUTRAS***	***PREJUDICIAIS***
	Galinha	*Búfalo*
	Peru	*Carne de porco em geral*
	Frango	*Cervo/veado/gamo*
		Codorna
		Coelho
		Coração, Fígado.
		Faisão
		Ganso
		Presunto
		Pato
		Perdiz
		Vitela
		Toucinho
		Tartaruga
		Carne bovina

Os peixes, crustáceos e moluscos

As pessoas com sangue do tipo "A", poderão comer peixes várias vezes durante a semana. Porem, deverão evitar alguns pescados brancos como o linguado, uma vez que esse contém uma lectina que pode irritar seu sistema digestivo. Enquanto os caracóis marinhos (bigaros, búsanos, etc.) não são recomendáveis para as pessoas com sangue tipo "A", os terrestres comestíveis são muito benéficos. O Dr. d'Adamo aconselha às mulheres com antecedentes familiares de câncer de mama, que incluam na sua alimentação caracóis. O caracol *Helix pomatia*, contém uma lectina benéfica que aglutina e transforma as células mutantes que se manifestam entre as duas formas mais frequentes de câncer de mama. Neste caso, trata-se de uma lectina benéfica que aglutina e elimina as células malignas.

PEIXES E MARISCOS		
SAUDÁVEIS	***NEUTROS***	***PREJUDICIAIS***
Bacalhau	*Atum*	*Abadejo*
Cavala	*Besugo*	*Caracol grande*
Caracóis de mina	*Cação*	*Anchovas*
Carpa	*Esturjão*	*Enguias*
Corvina	*Lucio*	*Arenque*
Dourado	*Perca branca*	*Arenque defumado*
Esturjão	*Perca do mar*	*Arenque no vinagre*
Mero	*Peixe espada*	*Bagre*
Perca	*Robalo*	*Beluga*
Peixe monge	*Corvina*	*Bígaros e Búsanos*
		(caracol marinho)
Rape	*Pargo*	*Bogavante*
Salmão	*Peixe agulha*	*Anchova*
Sardinha	*Salmão fresco*	*Lagosta*
Truta		*Lula*
Truta arco-íris		*Camarões*
Truta do mar		*Caranguejos*

PEIXES E MARISCOS		
SAUDÁVEIS	***NEUTROS***	***PREJUDICIAIS***
		Cavaquinha
		Lagostín
		Linguado
		Linguado
		Liça
		Mexilhões
		Merluza
		Ostras pretas
		Ostras
		Polvo
		Rãs
		Rodovalho
		Salmão defumado
		Tartaruga marinha
		Vieiras
		Caviar
		Lagosta

Laticíneos, queijos e ovos

Os produtos lácteos fermentados poderão ser consumidos com moderação pelas pessoas com sangue de tipo "A". Deverão elas porém, evitar todos os alimentos que tenham sido preparados com leite integral. Entretanto os iogurtes, kefir, coalhada e produtos de cultivo assim como também o leite de cabra e seus produtos derivados: queijos etc. não são proibidos. Tanto o leite de vaca integral quanto todo o tipo de queijo gordo são prejudiciais para a saúde delas. Um bom substituto seria o tofu, assim como o leite de soja. Com relação a ovos em geral, o consumo deverá, também, ser limitado ao máximo.

PRODUTOS LÁCTEOS, QUEIJOS E OVOS		
SAUDÁVEIS	***NEUTROS***	***PREJUDICIAIS***
Leite de soja	*Ovos de codorna*	*Sorvetes de leite*
Queijos de soja	*Ovos de faisão*	*Leite desnatado*
	Ovos de pato	*Leite integral*
	Ovos de galinha	*Manteiga*
	Kefir	*Queijo americano*
	Leite de cabra	*Queijo azul*
	Mussarela c/pouca gordura	*Queijo brie*
	Queijo de cabra fresco	*Queijo Camembert*
	Queijo fresco de ovelha	*Queijo colby*
	Queijo feta	*Queijo cottage*
	Ricota com pouca gordura	*Queijo cremoso*
	Iogurte congelado	*Queijo Cheddar*
	Iogurte	*Queijo Edam*
	Iogurte com fruta	*Queijo Emmental*
		Queijo dupla gordura
		Queijo fundido
		Queijo Golda
		Queijo Gruiere
		Queijo Neuchatel
		Queijo parmesão
		Queijo provolone
		Queijo Roquefort
		Queijo suíço
		Requeijão

Os óleos

O organismo das pessoas com sangue do tipo "A" necessita de pouca gordura para funcionar. Uma colher, das de chá, de azeite de oliva extravirgem, por dia, nas saladas e nas verduras é mais do que suficiente. Deverão evitar especialmente o óleo de milho, tão comums em todo o continente americano, bem como o de açafroa e o de algodão.

ÓLEOS E GORDURAS		
SAUDÁVEIS	**NEUTROS**	**PREJUDICIAIS**
Azeite de linhaça	*Fígado de bacalhau*	*Azeite de algodão*
Azeite de oliva	*Azeite de couve*	*Azeite de amendoim*
Azeite de nozes	*Azeite de gergelim*	*Azeite de açafrão*
Aceite de arándano	*Azeite de girassol*	*Azeite de coco*
	Azeite de borragem	*Azeite de milho*
	Azeite de canola	*Manteiga*
	Azeite de soja	
	Azeite de amêndoa	
	Azeite de gérmen de trigo	

As frutas secas e grãos

Devido ao fato de que as pessoas do sangue tipo "A" ingerem pouca proteína animal, as frutas secas proporcionam-lhes proteínas de suma importância. As amêndoas, castanhas, nozes e avelãs devem ser consumidas de vez em quando. Todavia, sem dúvida, a fruta seca mais benéfica para elas é o amendoim de casca vermelha (consumido com a referida casca, é claro), devido ao seu alto teor de resveratrol, substância muito benéfica.

FRUTAS SECAS E GRÃOS		
SAUDÁVEIS	**NEUTROS**	**PREJUDICIAIS**
Nozes	*Amêndoas*	*Pistáche*
Grãos de abóbora	*Avelã australiana*	*Anacardos*
Grãos de linhaça	*Castanhas*	*Coco*
Amendoins	*Manteiga de amêndoa*	*Nozes do Brasil*
	Nozes	*Tamarindos*
	Noz americana	
	Grãos de girassol	
	Grãos de gergelim	

Os legumes

Excetuando-se os casos assinalados como "prejudiciais", os legumes são um alimento importante para as pessoas com sangue do tipo "A", uma vez que fornecem proteína vegetal, sempre necessária.

LEGUMES		
SAUDÁVEIS	**NEUTROS**	**PREJUDICIAIS**
Feijões Azuki	*Ervilhas verdes*	*Grão-de-bico*
Feijões pretos/feijões	*Feijões brancos*	*Feijões vermelhos*
Feijões verdes	*Favas*	*Feijão manteiga*
Lentilhas	*Ervilhas com vagem*	*Feijões rins*
Soja		
Misó		
Feijões pintas		
Queijo de soja		
Leite de soja		
Tofu		

Os cereais

Em muitos aspectos o organismo das pessoas com sangue do tipo "A" é totalmente oposto ao das pessoas que possuem sangue do tipo "O". Geralmente, seu sistema responde muito bem aos cereais, razão pela qual podem ser consumidos preferencialmente uma vez ao dia, sendo sempre preferível selecionar os cereais integrais, no lugar dos alimentos processados. Uma exceção deve ser feita às pessoas com tendência a produzir excessiva mucosidade ao consumir produtos de trigo. Nesses casos, deverão elas concentrar-se nos produtos de soja e arroz.

CEREAIS E SEUS DERIVADOS, FARINHAS E MASSAS		
SAUDÁVEIS	***NEUTROS***	***PREJUDICIAIS***
Amaranto	*Cevada - Centeio*	*Cereais do desjejum*
Arroz	*Farinha de Cevada*	*Creme de trigo*
Centeio	*Pão sem glúten*	*Fécula*
Flocos de arroz	*Aveia e Sorgo*	*Gérmen de trigo*
Kasha (trigo tostado)	*Arroz integral*	*Granola*
Farinha de arroz	*Confeitos de milho*	*Farelo de trigo*
Farinha de aveia	*Confeitos de aveia*	*Trigo esmigalhado*
Farinha de soja	*Flocos de aveia*	
Pão de gérmen de trigo	*Flocos de milho*	
Pão essênio	*Cuscuz - Tapioca*	
Pão de aveia germ.	*Farinha com glúten*	
Pão de trigo sarraceno	*Arroz integral*	
Trigo sarraceno	*Farinha de trigo*	
	Milho (das Américas)	
	Milho da Índia	
	Milho cozido (Índia)	
	Pipoca de milho (Índia)	
	Pão de milho (Índia)	
	Pão integral	

As verduras

As verduras são alimentos-chave para as pessoas com sangue do tipo "A", uma vez que proporcionam minerais, vitaminas, enzimas e antioxidantes. É sempre preferível consumi-las cruas ou cozidas ao vapor. Contudo, também existem as prejudiciais, entre as elas esta o tomate, pois contém uma lectina que aglutina o sangue do tipo "A". Também podem ser prejudiciais as batatas, as batatas-doces e a couve, assim como todo o tipo de vegetais no vinagre ou fermentados.

VERDURAS		
SAUDÁVEIS	**NEUTRAS**	**PREJUDICIAIS**
Salsa	*Abacate*	*Batata-doce*
Acelgas	*Alcaravea*	*Couve chinesa*
Chicória	*Algas marinhas*	*Favas*
Alho	*Aipo*	*Inhames*
Alcachofras	*Agrião*	*Batata branca*
Alfafa germinada	*Brotos de bambu*	*Batata roxa*
Brócolis	*Abobrinha*	*Pimentões vermelhos*
Champignon	*Cebolas verdes*	*Pimentões verdes*
Abóbora	*Chu chu*	*Couve branca*
Cebolas - Espinafre	*Couve de Bruxelas*	*Couve roxa*
Couve - Cenouras	*Couve-flor*	*Tomates*
Dente de leão	*Cilantro*	*Berinjelas*
Escarola	*Escarola*	*Champinhões brancos*
Aloê	*Aspargo - Beterraba*	*Funcho/erva-doce*
Funcho/erva-doce	*Folhas de rabanete*	*Pepinos em conserva*
Gengibre	*Cogumelos*	*Yuca*
Alface romana	*Alface*	*Sauerkraut*
Alho - porro	*Milho*	*Suco de tomate*
Purê de alcachofras	*Pepino - Abóbora*	
Rabanetes picantes	*Cerefolho ou Cerefólio*	

As frutas

As pessoas cujo sangue é do tipo "A" deveriam comer frutas várias vezes ao dia, não necessariamente cruas, mas também em forma de doces feitos em casa tipo marmelada, goiabada e outras. Mesmo que possam consumir a maioria das frutas, é sempre bom evitar as relacionadas na coluna de "prejudiciais", algumas, por formarem ácido excessivo no tecido muscular e outras, como o melão, por serem difíceis de digerir. Lamentavelmente as pessoas deste grupo sanguíneo não digerem bem as frutas tropicais, como bananas, mangas e papaia, muito benéficas para outros tipos sanguíneos. A grande exceção é o abacaxi. Sendo seu sangue do tipo "A", você pode comer todo o tipo de abacaxi. As laranjas também deveriam ser evitadas, procurando comer, no lugar delas, outras frutas ricas em vitamina C, como o kiwi, cajús e também sucos de acerola.

FRUTAS		
SAUDÁVEIS	***NEUTRAS***	***PREJUDICIAIS***
Damasco	*Azeitonas verdes*	*Azeitonas árabes*
Arândanos azuis	*Melancia*	*Azeitonas gregas*
Amora preta	*Caqui e Kiwi*	*Azeitonas pretas*
Figos frescos	*Carambola*	*Coco e Bananas*
Figos secos	*Tâmaras*	*Tangerina*
Limão e Lima	*Framboesas*	*Melão mel*
Grepe fruit	*Romã e Uvas*	*Laranja*
Abacaxi	*Goiaba*	*Papaia*
Todo tipo de cerejas	*Lichia*	*Banana (para fritar)*
Todo tipo de ameixas	*Maças*	*Ruibarbo*
	Melão do amazonas	
	Melão chinês e natalino	
	Melões menos o m. mel	
	Nectarinas e Pêras	

Os sucos

As pessoas com sangue tipo "A" que produzem mucosidade em excesso deveriam começar o dia tomando o suco de meio limão misturado com água. São aconselháveis os sucos de todas as frutas saudáveis, sem acrescentar açúcar, assim como os sucos de aipo e cenoura.

SUCOS E LÍQUIDOS		
SAUDÁVEIS	***NEUTROS***	***PREJUDICIAIS***
Água com limão	*Suco de maçã*	*Suco de laranja*
Suco de abacaxi	*Suco de uva*	*Suco de papaia*
Suco de aipo	*Suco de arándano*	*Suco de tomate*
Suco de ameixa preta	*Suco de pepino*	
Suco de damasco		
Suco de grepe fruit		
Suco de cenoura		

Especiarías e condimentos

As especiarias baseadas em soja como o "misó", o "tamari" e o molho de soja, são alimentos benéficos para as pessoas com sangue do tipo "A", se bem que neste último caso é melhor averiguar o conteúdo do molho, uma vez que os molhos de soja comerciais podem levar trigo e outras substâncias estranhas. Deve ser evitado todo o tipo de vegetal concentrado no vinagre, assim como o ketchup. O açúcar e o chocolate não são proibidos, mas deverão ser ingeridos com moderação.

ESPECIARIAS E CONDIMENTOS		
SAUDÁVEIS	**NEUTROS**	**PREJUDICIAIS**
Malte	*Agar-agar*	*Todo tipo de vinagre*
Mostarda	*Segurelha*	*Pimenta do Chile*
Milho da Índia	*Alfabovino*	*Alcaparras*
Alho	*Alfarroba*	*Maionese*
Tamari	*Anis*	*Pimenta vermelha*
Melados	*Açafrão*	*Pimenta preta*
Gengibre	*Açúcar e Sal*	*Pimenta branca*
	Cacau e Tapioca	*Macerados agridoces*
	Canela	*Ketchup*
	Cebolinha	*Molho Worcester*
	Coentro	*Algas*
	Cravo e Alecrim	*Glutamato monossódico*
	Cominho	*Aspartame*
	Curry e Tártaro	*Pepinos no vinagre*
	Chocolate	*Macerados no vinagre*
	Doce de milho	
	Doce de maçã	
	Endro	
	Estragão e Sálvia	
	Extrato de algas	
	Extrato de amêndoas	
	Louro e Tomilho	
	Manjerona	
	Melado	
	Menta e Baunilha	
	Mel	
	Mostarda seca	
	Noz moscada	
	Orégano	
	Salsa	
	Cerefolho - Cerifólio	
	Pimentão	

As infusões

As infusões relaxantes e digestivas como a camomila e a raiz de valeriam são muito benéficas para as pessoas com sangue do tipo "A", porém a rainha de todas as infusões para este tipo de sangue é, sem dúvida, o chá verde, especialmente por suas grandes qualidades anticancerígenas. Esta demonstrado que na presença do chá verde as células de numerosos tipos de câncer empreendem o processo de apoptoses ou morte programada. Podemos dizer que elas se suicidam! Portanto é conveniente eliminar o açúcar, logo você começará a gostar do seu sabor adstringente.

INFUSÕESS		
SAUDÁVEIS	**NEUTRAS**	**PREJUDICIAIS**
Alfafa	*Bétula ou Vidoeiro*	*Azedeira*
Aloe	*Bolsa de pastor*	*Cabelo de milho*
Bardana	*Casca de carvalho*	*Erva trepadeira*
Cardo mariano	*Dente de leão*	*Ruibarbo*
Equinácea	*Framboesa*	*Trevo*
Ginseng	*Morango*	
Erva de São João	*Genciana*	
Gengibre	*Lúpulo*	
Camomila	*Marubio*	
Valeriam	*Menta e Tomilho*	
	Mil em rama	
	Amoreira	
	Salsa	
	Alcaçuz	
	Sálvia	
	Sabugueiro	
	Salsaparrilha	

As bebidas

Demonstrou-se que nas pessoas que tomam um copo de vinho tinto por dia os riscos de ter problemas cardiovasculares diminuem em até 50%. Por isso o vinho, tomado com moderação, é indicado para as pessoas com sangue do tipo "A" que vivem nos países ocidentais. O café também é benéfico para elas, pois estimula a secreção do ácido gástrico. Entretanto sempre é bom alternar o café com o chá verde. Curiosamente, é melhor tomar o café natural ao descafeinado, pois existem estudos que indicam que este eleva os níveis do colesterol. Todas as outras bebidas, excluindo naturalmente a água, deveriam ser evitadas pois não trazem nenhum bem aos indivíduos com esse tipo de sangue.

BEBIDAS EM GERAL

SAUDÁVEIS	***NEUTRAS***	***PREJUDICIAIS***
Água mineral	*Sidra de maçã*	*Cerveja*
Café	*Vinho branco*	*Refrescos de cola*
Café descafeinado		*Gasosas*
Chá verde		*Refrescos em geral*
Sucos de frutas naturais		*Refrescos light*
Vinho tinto		*Chá*
		Chá descafeinado
		Beb. alcoólicas destiladas

O tipo B

O indivíduo do sangue tipo "B" possui um poderoso sistema imunológico, com uma incrível capacidade de adaptação. É capaz de resistir as doenças graves mais frequentes de nossa civilização, como são os problemas cardiovasculares, gastrintestinais e cancerígenos, entre outros. E, nos casos em que contrai essas doenças, alimentando-se de modo adequado, o mais provável é que sobreviva a elas sem muita dificuldade. A dieta ideal para a pessoa com sangue do tipo "B" é muito ampla e inclui uma grande variedade de alimentos.

Se o que queremos é manter a silhueta:

Além do frango, que é, sem dúvida, o alimento mais nefasto para as pessoas com sangue tipo "B", deverão também evitar o milho, as lentilhas e os legumes em geral. É também recomendável diminuir o consumo de trigo e seus produtos derivados, como os diversos tipos de pães. Todos estes alimentos tornam mais lento o metabolismo das pessoas com sangue do tipo "B", dificultam a função da insulina e ficam acumulados, em forma de gorduras, nos lugares menos convenientes.

E entre os alimentos que estimulam a perda de peso estão os vegetais com folhas verdes, a carne magra, fígado e ovos, assim como os produtos lácteos com pouca gordura. O chá da planta *glycyrrhiza glabra* tem um efeito emagrecedor nas pessoas com sangue do tipo "B", pois combate a hipoglicemia.

As carnes

As carnes mais adequadas para as pessoas com sangue do tipo "B" são as de cordeiro, carneiro e as de caça como veado, cervo, e coelho entre outras. Sempre se recomenda que sejam assadas ao forno ou grelhadas. As pessoas com este tipo de sangue que se sintam constantemente fatigadas ou sofram de algum problema imunológico devem limitar-se às carnes relacionadas na coluna "saudáveis". Em relação ao frango, aqui temos um exemplo mais de fato que uma recomendação dietética que não se pode aplicar a todo o mundo igualmente. Ouvimos dizer, até não poder mais, que se deve preferir a carne de frango, mais saudavel, à carne bovina. Em muitos casos assim é, mas não no que concerne às pessoas com sangue do tipo "B". A carne de frango contém uma lectina que aglutina esse tipo de sangue por isso, as pessoas de sangue do tipo "B" que estão acostumadas a comer carne de frango, quase inprescindivel a eles, podem começar a substituí-la por carnes parecidas, como a de peru ou faisão, que não contém esta perigosa lectina.

CARNES		
SAUDÁVEIS	**NEUTRAS**	**PREJUDICIAIS**
Cabra	*Avestruz*	*Alce*
Carneiro	*Búfalo*	*Bacon (panceta)*
Caça (cervo, corça)	*Faisão*	*Cavalo*
Coelho	*Fígado de vitela*	*Capivara*
Cordeiro	*Peru*	*Codorna*
	Carne bovina	*Coração*
		Ganso
		Presunto
		Porco
		Pato - Perdiz
		Frango
		Tartaruga

Os peixes, crustáceos e moluscos

O peixe é um alimento muito benéfico para as pessoas com sangue tipo "B", especialmente os peixes assinalados na coluna "saudáveis". Contudo, os mariscos mais comuns como a lagosta, os lagostins, a cavalinha, os camarões, os mexilhões e os caranguejos não são em absoluto adequados para essas pessoas e é aconselhável que os evitem sempre que possível.

PESCADOS E MARISCOS		
SAUDÁVEIS	**NEUTROS**	**PREJUDICIAIS**
Cavalinha	*Arenque temperado*	*Atum enlatado*
Caviar	*Arenque*	*Anchovas*
Bacalhau	*Atum branco*	*Enguia*
Dourado	*Lula*	*Barracuda*
Esturjão	*Carpa*	*Beluga*
Espada	*Curvina*	*Bígaros*
Agulha	*Porquinho*	*Bogavantes*
Lucio	*Pargo*	*Anchova*
Linguado	*Peixe pintado (rio)*	*Búsanos*
Merluza	*Peixe agulha*	*Camarões*
Mero	*Peixe espada*	*Caranguejos*
Pregado	*Polvo*	*Caracóis do mar*
Perca marinha	*Salmão fresco*	*Caracóis do mar*
Rã marinha	*Sardinha*	*Caracóis de mina*
Surubim	*Sorgo*	*Cavaquinha*
Truta água salgada	*Tilapia*	*Caranguejo de rio*
Truta de água doce	*Tubarão*	*Lagosta*
	Vieiras	*Lagostins*
		Lambaris
		Mexilhões
		Mariscos
		Ostras
		Peixe limão
		Polvo
		Camarões 7 barbas
		Rãs
		Robalo
		Tartaruga

Lácteos, queijos e ovos

As pessoas de raça branca com sangue tipo "B" podem considerar-se afortunadas em muitos sentidos. São das poucas que podem desfrutar de uma grande variedade de alimentos lácteos, assim como ovos, que por certo não contém a perigosa lectina presente na carne de frango. Frequentemente os profissionais naturalistas aconselham a seus pacientes substituir indiscriminadamente a carne, assim como o leite e seus derivados por leite e produtos de soja. As pessoas com sangue do tipo "B" podem consumir produtos de soja, não farão nenhum mal, mas tampouco vão trazer todos os benefícios que, por exemplo, trariam para as pessoas com sangue do tipo "A". Para conseguir uma saúde perfeita, as pessoas com sangue do tipo "B" deveriam seguir uma alimentação muito variada, que inclua verduras, frutas, carnes, pescados, lácteos e ovos, procurando sempre se inclinar pelos alimentos relacionados nas colunas de "saudáveis ou neutros".

PRODUTOS LÁCTEOS, QUEIJOS E OVOS		
SAUDÁVEIS	***NEUTROS***	***PREJUDICIAIS***
Ovos	*Queijo brie*	*Queijo azul*
Queijo de granja	*Leite de Soja*	*Queijo fundido*
Queijo branco	*Queijo Camembert*	*Amanteigados*
Iogurte natural	*Q. Cheddar - Eddam*	*Sorvetes*
Iogurte de frutas	*Queijos Colby -Golda*	*Ovos de pato*
Sorvete de iogurte	*Queijo fresco creme duplo*	*Ovos de ganso*
Kéfir	*Requeijão - Manteiga*	*Ovos de codorna*
Leite desnatado	*Queijo Emmental*	*Queijo americano*
Mussarela	*Coalhada - Tofu*	
Ricota	*Queijo Gruiere*	
Queijo de ovelha	*Soro de leite*	
Queijo de cabra	*Queijo Neuchatel*	
Leite de cabra	*Queijo parmesão*	
Queijo feta	*Queijo provolone*	

Os óleos

Sendo o seu sangue do tipo "B" introduza o azeite de oliva extravirgem em sua dieta, e se esqueça de todos os demais azeites e óleos. O ideal seria, se você tiver disposição para isso, tomar uma colher das de sopa por dia, pois e muito benéfico para a saúde em geral, principalmente para o fígado.

AZEITES E GORDURAS		
SAUDÁVEIS	***NEUTROS***	***PREJUDICIAIS***
Azeite de oliva	*Azeite de amêndoa*	*Azeite de algodão*
	Azeite de bacalhau	*Azeite de canola*
	Azeite de linhaça	*Azeite de coco*
	Azeite de noz	*Azeite de milho*
		Aceite de amendoim
		Azeite de gergelim
		Azeite de soja
		Azeite de girassol
		Azeite de couve
		Azeite de cártamo

As frutas secas e os grãos

Em geral, as frutas secas e os grãos não são alimentos aconselháveis para as pessoas com sangue tipo "B". Alguns contêm lectinas perigosas e outros interferem com o processo da insulina. Por isso é melhor para a saúde dessas pessoas que seu consumo seja muito esporádico.

FRUTAS SECAS E GRÃOS		
SAUDÁVEIS	***NEUTROS***	***PREJUDICIAIS***
	Amêndoas	*Nozes de Cajú*
	Manteiga de amêndoa	*Amendoins*
	Castanhas	*Manteiga-amendoim*
	Linhaça	*Abacaxis*
	Noz americana	*Pistáche*
		Grãos de abóbora
		Grãos de gergelim
		Grãos de girassol

Os legumes

Tampouco os legumes são alimentos ideais para aqueles que têm em suas veias sangue do tipo "B", pois a maioria deles contém lectinas que interferem com o processo da insulina. Por isso, o melhor é limitar seu consumo.

LEGUMES		
SAUDÁVEIS	***NEUTROS***	***PREJUDICIAIS***
Feijões rajados	*Favas*	*Feijões azuki*
Feijão manteiga	*Favas baby*	*Grão-de-bico*
	Ervilhas verdes	*Lentilhas todas*
	Ervilhas com vagem	*Feijões pintados*
	Feijão munge	*Feijões pretos*
	Soja	

Os cereais

Com relação ao trigo e aos produtos derivados deste como os diferentes tipos de pão e massas, macarrões, cabelo de anjo, etc., às pessoas com sangue do tipo "B" ocorre o mesmo que às do tipo "O". O trigo contém uma lectina que ataca os receptores de insulina de seu tecido adiposo, diminuindo a eficiência desta e tornando impossível a queimaeficiente de gordura. Também o centeio é prejudicial para elas, assim como o milho e o trigo sarraceno, responsáveis muitas vezes pelo aumento de peso. Os produtos mais aconselháveis a esse grupo são o pão integral (feito com grãos de trigo fermentados, quando já perderam a lectina nociva) e o arroz.

CEREAIS E SEUS DERIVADOS, FARINHAS E MASSAS		
SAUDÁVEIS	***NEUTROS***	***PREJUDICIAIS***
Milho da Índia	*Creme de arroz*	*Amaranto*
Aveia	*Trigo integral*	*Arroz silvestre*
Leite de arroz	*Pão sem glúten*	*Cevada e Centeio*
Flocos de arroz	*Pão de trigo normal*	*Trigo sarraceno*
Pastel de arroz	*Farinha de arroz*	*Flocos de trigo*
Pão essênio	*Arroz basmati*	*Cuscuz*
Flocos de aveia	*Pão de arroz*	*Biscoitos de milho*
	Arroz branco	*Gérmen de trigo*
	Pão de soja	*Farinha com glúten*
	Arroz moreno	*Farinha de cevada*
	Granola	*Milho americano*
		Mistura de cereais
		Pipocas de milho
		Pão integral de trigo
		Pães de centeio
		Todo pão de trigo

As verduras

As variedades de vegetais que as pessoas com sangue do tipo "B" podem comer são muito abundantes, podendo consumir alguns que estão totalmente proibidos para outros grupos sanguíneos, como as batatas e diversos tipos de couves. É importante tratar de comer as verduras cruas ou ligeiramente cozidas no vapor. Não há dúvida que o alimento mais perigoso deste grupo é o tomate, pois contém uma lectina que aglutina todos os tipos de sangue. Seu efeito sobre os tipos "O" e "AB" é leve, contudo é muito nocivo para as pessoas com sangue do tipo "B", podendo, inclusive, gerar irritação nas paredes do estômago.

VERDURAS		
SAUDÁVEIS	***NEUTRAS***	***PREJUDICIAIS***
Berinjelas	*Chicória*	*Todos tipos de azeitonas*
Batata-doce	*Alho*	*Todo tipo de alcachofra*
Brócolis	*Alfafa germinada*	*Abacate*
Cenoura	*Algas marinhas*	*Abóbora comum*
Couve branca	*Aipo*	*Milho*
Couve chinesa	*Agrião*	*Rabanetes*
Couve lombarda	*Brotos de bambu*	*Tomates*
Couve de Bruxelas	*Abóbora*	*Ruibarbo*
Couve riscada verde	*Cebolinhas*	
Couve-flor	*Cilantro*	
Gengibre	*Dente de leão*	
Inhame	*Escarola*	
Salsinha	*Todos tipos de cebola*	
Pimentões	*Espinafre*	
Beterraba roxa	*Ervilhas*	
Shitake (fungos)	*Funcho/erva-doce*	
	Fungos abalone	
	Fungos enoki	

VERDURAS		
SAUDÁVEIS	**NEUTRAS**	**PREJUDICIAIS**
	Fungos maitake	
	Alface - (todos tipos)	
	Mandiocas (vários tipos)	
	Nabos	
	Batatas	
	Pepino	
	Pimenta do Chile	
	Alho porro	
	Beterraba branca	
	Sauerkraut	

As frutas

Em relação às frutas também o grupo sanguíneo "B" e privilegiado. São poucas as que devem ser evitadas e isso não representa nenhum grande sacrifício. Dentre as mais benéficas destaca-se o abacaxi. Felizes são aqueles que vivem em países onde se cultiva esta fruta, tendo ela um preço acessível. A bromélia, uma enzima presente no abacaxi, facilita a digestão e impede a retenção de líquidos, razão pela qual esta fruta estimula também a perda de peso.

FRUTAS		
SAUDÁVEIS	**NEUTRAS**	**PREJUDICIAIS**
Arándanos vermelhos	*Damasco abricó*	*Caqui*
Todo tipo de ameixas	*Arândanos*	*Carambola*
Todo tipo de uvas	*Tâmaras*	*Coco e leite de coco*
Papaia	*Morangos*	*Romã*
Abacaxi	*Groselhas silvestres*	*Figos da Índia*
Bananas	*Goiaba*	*Melão amargo*
Melancia	*Figos frescos*	*Ruibarbo*
	Figos secos	*Azeitonas*
	Kiwi	
	Limões/limas	
	Tangerina	
	Manga	
	Maçãs	
	Pêssego	
	Melão	
	Melão natalino	
	Laranjas	
	Nectarinas	
	Passas	
	Pêras	
	Bananas de fritar	
	Grepe fruit	
	Todo tipo de cerejas	

Os sucos

Com exceção do suco de tomate, que deverá ser evitado, as pessoas com sangue do tipo "B" não têm praticamente restrições em relação a sucos de frutas e verduras, sendo sempre preferível os das frutas e verduras que aparecem nas colunas de alimentos "saudáveis".

SUCOS E LÍQUIDOS		
SAUDÁVEIS	***NEUTROS***	***PREJUDICIAIS***
Suco de abacaxi	*Mosto de maçã*	*Suco de Tomate*
Suco de couve	*Suco de maçã*	
Suco de papaia	*Grepe fruit*	
Suco de uva	*Suco de abricó*	
Suco de arândanos-	*Seco de ameixas*	
-vermelho	*Suco de verduras*	
	Suco de pepino	
	Suco de Grepe fruit	
	Suco de cerejas	
	Suco de laranja	
	Suco de limão	

Especiarias e condimentos

Os condimentos fortes, como "chili" (pimenta mexicana), a pimenta caiena (ou pimenta chilena), o "curry" e o gengibre são benéficos para a saúde das pessoas do sangue do tipo "B". A exceção é a pimenta branca e a pimenta preta, que contêm lectinas nocivas para as pessoas com este tipo de sangue. O "ketchup" também deve ser evitado, assim como os xaropes de milho, a estévia (adoçante) e a canela. O chocolate pode ser consumido em pequenas quantidades e esporadicamente, mas não como um alimento habitual.

ESPECIARIAS E CONDIMENTOS		
SAUDÁVEIS	**NEUTROS**	**PREJUDICIAIS**
Curry	*Aga-agar*	*Amido de milho*
Gengibre	*Segurelha*	*Aspartame*
Melaços	*Alho e Sal*	*Canela*
Salsa	*Alfabovino*	*Zimbro*
Pimenta do Chile	*Alcaparras*	*Estévia*
Rabanete picante	*Alfarroba*	*Extrato de amêndoas*
	Anis	*Gelatinas*
	Açafrão	*Glutamato monossódico*
	Açúcar branco	*Guaraná*
	Açúcar mascavo	*Xarope de milho*
	Baunilha	*Ketchup*
	Cacau e Vinagre	*Malte*
	Cilantro	*Maltodextrin*
	Cravo e Tamarindo	*Misó*
	Cominho	*Pimenta preta e branca*
	Eneldo	*Molho Worcester*
	Estragão e Romero	*Molho de soja*
	Extratos de algas	*Tapioca*
	Loro e Tomilho	
	Levedura	
	Maionese	
	Manjerona	
	Menta e Sálvia	
	Mel e Tártaro	
	Mostarda	
	Noz moscada	
	Orégano	
	Pectina de maçã	
	Pepinos no vinagre	
	Cerifolho ou Cerifólio	
	Pimentão	
	Pimenta vermelhaia	

As infusões

O tipo de sangue "B" pode beneficiar-se também de numerosos e variados tipos de infusões, sendo relativamente poucas as não recomendáveis. Dentre as benéficas destacam-se o ginseng, que produz um efeito muito positivo sobre o sistema nervoso dessas pessoas e o alcaçuz, que impede a descida de glicose em seu sangue, ao mesmo tempo em que ajuda no trabalho do sistema imunológico.

INFUSÕESS		
SAUDÁVEIS	***NEUTRAS***	***PREJUDICIAIS***
Bardana	*Alfafa*	*Aloe*
Ginseng	*Boldo do Chile*	*Barbas de milho*
Alcaçuz	*Baunilha*	*Genciana*
Sálvia	*Canela*	*Lúpulo*
Erva cidreira	*Casca de carvalho branco*	*Tília*
Folhas de rosas	*Dente de leão*	*Trevo vermelho*
Menta	*Erva doce*	
Folha de framboesa	*Folhas de morango*	
	Flor de laranjeira	
	Mate	
	Mastruz	
	Menta	
	Cítrico	
	Folhas de Amoreira	
	Sabugueiro	
	Verde	
	Tomilho	
	Valeriam	
	Verbena	
	Erva de São João	

As bebidas

O café e o vinho não representam perigo algum para as pessoas com sangue do tipo "B, mas as bebidas mais aconselháveis para essas pessoas são, além da água mineral, o chá verde e os sucos naturais de todas as frutas e verduras saudáveis.

Lamentavelmente, todas as bebidas carbônicas enlatadas ou engarrafadas são nocivas para a saúde das pessoas de todos os tipos sanguíneos, assim como também é para a silhueta. O consumo frequente desses refrigerantes que, desde os Estados Unidos, tem-se estendido para todo o mundo, têm muito a ver com doenças crônicas como a obesidade e a diabetes, dois pesadelos para a saúde das pessoas. E com relação aos chamados refrescos "light" ou de dieta, seu efeito é ainda mais nocivo, pois as substâncias químicas que contêm chegam a alterar totalmente o organismo, abrindo a porta a situações e doenças muito graves.

BEBIDAS EM GERAL		
SAUDÁVEIS	***NEUTRAS***	***PREJUDICIAIS***
Chá verde	*Cerveja*	*Licores*
	Café	*Bebidas destiladas*
	Café descafeinado	*Água com gás*
	Chá preto	*Refrescos carbônicos*
	Chá descafeinado	*Refrescos de cola*
	Vinho tinto	
	Vinho branco	

O tipo AB

O tipo sanguíneo "AB" é um mistério evolutivo uma vez que, na realidade, são desconhecidos os motivos do seu surgimento. Também é desconhecida a data exata em que apareceu sobre a terra, alguns afirmam tenha surgido á apenas mil anos, enquanto que outros acham que faz dois mil anos. Suas qualidades são uma fusão dos tipos "A" e "B", sendo muito variados os alimentos que podem consumir sem prejuízo para sua saúde. De fato, é um tipo sanguíneo "camaleão". Algumas vezes se parece muito com o tipo "A" e outras com o "B", enquanto que outras vezes têm características próprias, diferentes das de ambos os tipos. Em geral, pode-se dizer que os alimentos que não são sadios para os tipos "A" ou "B", tampouco serão para o "AB". Costumam ser pessoas mais fortes e ativas que as do grupo "A", não chegando nunca às características do grupo "O". Sua melhor resposta diante de situações de estresse é a criatividade.

Se o que queremos é manter a silhueta:

Como fruto da fusão dos tipos "A" e "B", fazem engordar as pessoas do tipo "AB" o milho, os feijões, assim como o trigo e seus derivados, uma vez que inibem a eficiência de sua insulina e atrasam seu ritmo metabólico. Dentre os alimentos que favorecem a perda de peso destacam-se o abacaxi, as algas marinhas, o peixe e as verduras de folhas verdes, pois todos melhoram a eficiência da insulina e aceleram ligeiramente o metabolismo dessas pessoas.

As carnes

As pessoas com sangue do tipo "AB" precisam um pouco de proteína animal, especialmente das carnes que também são favoráveis para o grupo "B": cordeiro, carneiro, coelho e peru. É recomendável evitar a carne bovina e, sobretudo, a carne de porco, assim como os defumados, uma vez que podem estimular aparecimento de doenças cancerígenas de estômago naquelas pessoas que tenham baixos níveis de sucos gástricos, como é o caso das pessoas com sangue tipo "AB".

Há alimentos, aos quais, infelizmente, estamos acostumados, consumindo-os com certa frequência, e que são nocivos para todos os seres humanos, qualquer que seja seu tipo sanguíneo. Já mencionamos os refrescos carbônicos, especialmente, os "light" ou dietéticos. A essa mesma categoria de "veneno" para todos os tipos de sangue pertence a carne de porco, em qualquer uma de suas formas, como presunto, toucinho, lombo, bacon, embutidos, linguiças, etc. O organismo tem que realizar um enorme esforço para equilibrar seus efeitos perniciosos, sendo melhor prescindir totalmente dessas carnes ou limitar seu consumo a ocasiões em que seja realmente imprescindível.

CARNES		
SAUDÁVEIS	***NEUTRAS***	***PREJUDICIAIS***
Carneiro	*Avestruz*	*Esquilo*
Coelho	*Fígado*	*Búfalo*
Cordeiro	*Faisão*	*Cavalo*
Peru		*Caça*
		Porco
		Codorna
		Coração e vísceras
		Presunto
		Ganso
		Pato
		Perdiz
		Frango
		Vitela
		Toucinho
		Carne bovina

Os peixes, crustáceos e moluscos.

As pessoas com sangue do tipo "AB" podem comer uma ampla variedade de peixes diversas vezes no decorrer da semana, mas deverão evitar alguns peixes brancos como o linguado e o robalo, uma vez que, esses, contêm uma lectina que pode irritar seu sistema digestivo. Os crustáceos mais comuns como a lagosta, os lagostins, os camarões ou os caranguejos não são em absoluto apropriados para elas, e é aconselhável que os evitem sempre que seja possível. Embora os caracóis marinhos (búsanos) não sejam recomendáveis para as pessoas com sangue tipo "AB", os terrestres comestíveis são muito benéficos. Para as mulheres do tipo "AB", com antecedentes familiares de câncer de mama é aconselhável que consumam caracóis. Como já foi mencionado ao falar do tipo "A", o caracol *Helix pomatia* contém uma lectina benéfica que aglutina e transforma as células mutantes das formas mais freqüentes de câncer de mama. Nesse caso, trata-se de uma lectina benéfica, que aglutina e elimina as células danificadas.

PESCADOS E MARISCOS		
SAUDÁVEIS	***NEUTROS***	***PREJUDICIAIS***
Atum branco	*Arenque*	*Anchovas*
Bacalhau	*Carpa*	*Barracuda*
Caracóis	*Caviar*	*Beluga*
Cavala	*Corvina*	*Camarões*
Esturjão	*Lula*	*Caracol do mar*
Galinhola	*Mexilhões*	*Caranguejos (siri)*
Merluza	*Pargo*	*Caranguejo do rio*
Mero	*Peixe espada*	*Crustáceos*
Pargo	*Salmão*	*Lagosta*
Peixe agulha	*Serrano da areia*	*Lagostim*
Rãs (anca)	*Tubarão (Cação)*	*Linguado*

PESCADOS E MARISCOS		
SAUDÁVEIS	***NEUTROS***	***PREJUDICIAIS***
Sardinha	*Vieiras*	*Ostras*
Truta		*Peixe limão*
		Polvo
		Robalo

Lácteos, queijos e ovos

Com relação aos lácteos, as pessoas com sangue do tipo "AB" devem seguir o indicado para as do tipo "B": podem desfrutar de uma grande variedade de alimentos lácteos, sendo os mais benéficos os produtos cultivados e fermentados com pouquíssima gordura, como o iogurte e as coalhadas. Os ovos não são proibidos para essas pessoas, mas devem ser ingeridos com prudência devido ao seu alto conteúdo de colesterol que incide negativamente em sua tendência a problemas cardiovasculares, herdados do tipo "A".

PRODUTOS LÁCTEOS, QUEIJOS E OVOS		
SAUDÁVEIS	***NEUTROS***	***PREJUDICIAIS***
Coalhada	*Leite desnatado*	*Leite integral*
Creme de leite	*Leite de soja*	*Leite semi-desnatado*
Iogurtes	*Margarina vegetal*	*Manteiga*
Leite de cabra	*Ovos de codorna*	*Ovos de pata ou gansa*
Mussarela	*Ovos de galinha*	*Queijo Camembert*
Ricota	*Queijo Cheddar*	*Queijo Parmesão*
	Queijo cremoso	*Queijo Provolone*

PRODUTOS LÁCTEOS, QUEIJOS E OVOS		
SAUDÁVEIS	***NEUTROS***	***PREJUDICIAIS***
	Queijo Edam	*Sorvetes de leite*
	Queijo Emmental	
	Queijo Golda	
	Queijo Gruiere	
	Queijo Jarlsberg	
	Queijo Neuchatel	
	Queijo suíço	
	Tofu	

Os óleos

O azeite de oliva extravirgem deveria ser o único óleo utilizado pelas pessoas cujo sangue é do tipo "AB". Ao longo prazo, tanto as gorduras animais quanto as vegetais restantes não têm efeito benéfico algum sobre seu sistema cardiovascular.

AZEITES E GORDURAS		
SAUDÁVEIS	***NEUTROS***	***PREJUDICIAIS***
Azeite de oliva	*Azeite de amêndoa*	*Azeite de coco*
Azeite de nozes	*Azeite de borragem*	*Azeite de algodão*
	Azeite de couve	*Azeite de milho*
	Azeite de rícino	*Azeite de gergelim*
	Azeite f. de bacalhau	*Azeite de girassol*
	Azeite de linhaça	*Azeite de açafroa*
	Azeite de amendoim	
	Azeite de soja	
	Azeite de gérmen de trigo	

As frutas secas e os grãos

Apesar de serem uma fonte suplementar de proteínas, todas as frutas secas contêm lectinas que inibem o funcionamento da insulina, o que as torna alimentos problemáticos para as pessoas com sangue do tipo "AB". Estes alimentos, devem ser ingeridos esporadicamente e em pequenas quantidades. Os amendoins, por exemplo, contêm, contudo, um aspecto positivo, pois reforçam o sistema imunológico devido ao seu elevado conteúdo em resveratrol, substância importante no combate a diversos tipos de câncer.

FRUTAS SECAS E GRÃOS		
SAUDÁVEIS	***NEUTROS***	***PREJUDICIAIS***
Castanhas	*Amêndoas*	*Avelãs*
Amendoins	*Manteiga de amêndoa*	*Grãos de abóbora*
Pasta de Amendoim	*Queijo de amêndoa*	*Grãos de gergelim*
Nozes	*Leite de amêndoa*	*Mante. de gergelim*
	Castanha de Cajú	*Grãos de girassol*
	Linhaça	
	Macadame	
	Noz americana	
	Pistáche	

Os legumes

A lentilha é um legume muito benéfico para as pessoas com sangue do tipo "AB", sem efeitos contraproducentes como acontece com outros tipos de sangue. Também a soja e os produtos derivados de soja como o tofu, o milho da Índia e o 'tempeh' estão entre os legumes saudáveis para essas pessoas.

LEGUMES		
SAUDÁVEIS	***NEUTROS***	***PREJUDICIAIS***
Feijão Manteiga	*Favas*	*Grão de bico*
Feijão Roxinho	*Feijão branco*	*Favas baby*
Lentilhas verdes	*Feijões Mung*	*Feijão Azuki*
Milho da Índia	*Grãos de soja*	*Feijões rajados*
Soja	*Leite de soja*	*Feijões pretos*
Tofu	*Queijo de soja*	
	Vagem	

Os cereais

O milho, os produtos de aveia, o arroz e o centeio são muito adequados para as pessoas com sangue do tipo "AB". Em relação ao trigo e ao pão de trigo, deverão ser ingeridos com muita prudência e cada pessoa deve averiguar a quantidade que pode consumir sem consequências negativas. Aqueles que queiram perder peso e as pessoas com excessiva mucosidade, seja por asma ou por infecções frequentes, farão muito bem em prescindir totalmente dos produtos de trigo, assim como também do trigo sarraceno e do milho.

CEREAIS E SEUS DERIVADOS, FARINHAS E MASSAS		
SAUDÁVEIS	**NEUTROS**	**PREJUDICIAIS**
Amaranto	*Aveia*	*Biscoitos de milho*
Arroz branco	*Biscoitos de aveia*	*Milho amarelo*
Arroz integral	*Cuscuz*	*Milho branco*
Arroz silvestre	*Creme de trigo*	*Derivados de milho*
Farelo de arroz	*Gérmen de trigo*	
Farelo de centeio	*Farelo de aveia*	
Farinha de aveia	*Paes - glúten de trigo*	
Farinha de centeio	*Paes sem glúten*	
Pão de f. de arroz	*Pão preto*	
Pão de centeio	*Produtos de f. de trigo*	
Pão essênio	*Produtos de trigo int.*	
Pão de trigo germinado	*Sêmola de trigo*	
Pão de farinha de soja		

As verduras

Todas as verduras consideradas como saudáveis para os tipos de sangue "A" e "B" são também para o tipo "AB". Devido a que os vegetais frescos são uma fonte importante de antioxidantes, substâncias que cumprem um papel chave na prevenção das doenças cardiovasculares e cancerígenas, as pessoas com sangue do tipo "AB" deveriam consumi-los várias vezes ao dia, em forma de saladas ou ligeiramente cozidos no vapor. Os tomates não são, nem muito menos, tão nefastos como para o tipo de sangue "B", mas tampouco é conveniente abusar deles.

VERDURAS		
SAUDÁVEIS	**NEUTRAS**	**PREJUDICIAIS**
Aipo	*Abóbora*	*Abacate*
Alfafa germinada	*Abobrinha*	*Alcachofras*
Alho	*Acelgas*	*Aloe*
Batata doce	*Agrião*	*Azeitonas*
Berinjela	*Alface*	*Folhas de rabanete*
Beterraba vermelha	*Algas*	*Fungos Shitake*
Couve-flor	*Alho poró*	*Pepinos no vinagre*
Couve manteiga	*Aspargos*	*Rabanetes*
Dente de leão	*Batata*	
Fungos mainake	*Broto de bambu*	
Inhame	*Cebolas*	
Pepino cru	*Cebolinha*	
Salsa	*Cenoura*	
Suco de aipo	*Champignons*	
Suco de cenoura	*Chicória vermelha*	
Suco de couve verde	*Couve branca*	
	Couve de Bruxelas	
	Erva doce	
	Escarola	
	Espinafre	
	Gengibre	
	Nabos	
	Pimentões	
	Rabanetes	
	Tomates	

As frutas

O tipo de sangue "AB" herda do tipo "A" as preferências e as intolerâncias por certas frutas. As mais convenientes são as alcalinas, como as uvas, as ameixas e os morangos. As laranjas perturbam a absorção dos minerais no tubo digestivo e além disso irritam a mucosa estomacal, sendo melhor evitá-las. Curiosamente não acontece com o grape fruit. Do mesmo modo que as pessoas do sangue tipo "A", tampouco digerem bem as frutas tropicais como bananas, mangas, goiabas e papaias, muito benéficas para outros tipos sanguíneos. A grande exceção é o abacaxi. Estando você inserida neste grupo de sangue tipo "AB", coma todo o abacaxi que puder, que além de tudo, lhe ajuda a diminuir peso.

FRUTAS		
SAUDÁVEIS	***NEUTRAS***	***PREJUDICIAIS***
Abacaxi	*Abacates*	*Azeitonas pretas*
Ameixa	*Abacaxi*	*Bananas*
Cerejas	*Ameixa*	*Carambola*
Figos frescos	*Amoras*	*Caqui*
Figos secos	*Bananas da terra*	*Coco*
Limão	*Framboesa*	*Goiabas*
Melancia	*Groselhas*	*Laranjas*
Kiwi	*Lichia*	*Mangas*
Grape fruit	*Lima*	*Marmelo*
Uvas	*Maça - Pêras*	
	Melão do Amazonas	
	Melão chinês	
	Morangos	
	Nectarinas	
	Passas de uva	
	Papaia	
	Pêssego - Tâmaras	

Os sucos

As pessoas com sangue do tipo "AB" que geram muita mucosidade deveriam começar o dia tomando o suco de meio limão misturado com água. Também são muito aconselháveis os sucos de cenoura, de cerejas, de papaia e de uva.

SUCOS E LÍQUIDOS		
SAUDÁVEIS	**NEUTROS**	**PREJUDICIAIS**
Suco de cenoura	*Suco de maçã*	*Suco de laranja*
Suco de cerejas	*Sidra*	
Suco de couve	*Suco de abricó*	
Suco de papaia	*Suco de limão (c/água)*	
Suco de uva	*Suco de nectarinas*	
Suco de aipo	*Suco de tangerina*	
	Suco de ameixas	
	Suco de pêra	
	Suco de abacaxi	
	Suco de lima	
	Suco de Grepe fruit	
	Suco de verduras saudáv.	
	Suco de limão c/água	

Especiarias e condimentos

Em lugar do sal comum, as pessoas com sangue do tipo "AB" deveriam usar algas marinhas, tempero de soja ou, inclusive, sal marinho. É conveniente que evitem todos os tipos de pimentas e o vinagre. Em seu lugar podem usar suco de limão com azeite de oliva extravirgem, ervas aromáticas e alho. Devem evitar também o 'ketchup'. O chocolate é permitido, mas em pequenas quantidades.

Duas substâncias danosas para todos os tipos sanguíneos são o aspartame (adoçante artificial comercializado com diferentes nomes em diferentes países) e o Glutamato Monossódico (MSG), produto que costuma ser muito utilizado nos restaurantes de comida oriental e que estimula as glândulas gustativas ressaltando todos os sabores.

O uso desta substância foi proibido pela Comunidade Européia, ainda que continue sendo abundantemente usada em todo o resto do mundo.

ESPECIARIAS E CONDIMENTOS		
SAUDÁVEIS	***NEUTROS***	***PREJUDICIAIS***
Alho	*Açúcar*	*Amido de milho*
Curry	*Açafrão*	*Anis*
Milho da Índia	*Agar-agar*	*Aspartame*
Salsa	*Alecrim*	*Dextrosa*
Rabanete picante	*Baunilha*	*Extrato de amêndoas*
	Cacau	*Frutose*
	Canela	*Gelatina*
	Cebolinha	*Glutamato monossódico*
	Coentro	*Guaraná*
	Cominho	*Ketchup*
	Cravo	*Malte de cevada*
	Doce de maçã	*Pepinos no vinagre*
	Estragão	*Pimenta (todo tipo)*
	Extrato de algas	*Tapioca*
	Gengibre	*Molho Worcestershire*
	Levedura	*Vinagre (todos os tipos)*
	Louro	
	Manjericão	
	Manjerona	

ESPECIARIAS E CONDIMENTOS		
SAUDÁVEIS	***NEUTROS***	***PREJUDICIAIS***
	Mel	
	Melaço	
	Menta	
	Molho de soja	
	Mostarda (normal e pó)	
	Noz moscada	
	Pimentão	
	Sal	
	Sálvia	
	Tâmara	
	Tamarindo	
	Tomilho	

As infusões

As infusões mais aconselháveis para as pessoas com sangue do tipo "AB" são as que ajudam o sistema imunológico. Entre elas estão as de bardana, chá verde, e equinacea. Convém sempre ir variando e não adotar um tipo só para sempre, a fim de evitar efeitos secundários que poderiam aparecer em caso de um uso muito prolongado.

INFUSÕES		
SAUDÁVEIS	**NEUTRAS**	**PREJUDICIAIS**
Chá verde	*Bétula*	*Aloe*
Bardana	*Azedeira*	*Barbas de milho*
Folhas de morango	*Caiena*	*Genciana*
Gengibre	*Casca de olmo*	*Lúpulo*
Maçanilha	*Dente de leão*	*Gordolobo*
Alcaçuz	*Erva de São João*	*Bolsa de pastor*
Frutos de rosa	*Folhas de framboesa*	*Ruibarbo*
Caramujo	*Língua de boi*	*Trevo vermelho*
Equinácea	*Menta*	*Tília*
Alfafa	*Mil-em-rama*	*Sena*
Ginseng	*Demora*	
	Salsa	
	Sálvia	
	Sabugueiro	
	Tomilho	
	Valeriana	

As bebidas

Os chás e os vinhos são as bebidas mais benéficas para as pessoas com sangue do tipo "AB". A cerveja não é prejudicial, exceção feita àquelas pessoas que não querem engordar um quilinho a mais. Em relação ao café e o café descafeinado, as opiniões diferem, motivo pelo qual é conveniente tomar com prudência e observar seu efeito no organismo. Certamente que os sucos de todas as verduras e frutas "saudáveis" sempre são aconselháveis.

BEBIDAS EM GERAL		
SAUDÁVEIS	***NEUTRAS***	***PREJUDICIAIS***
Chá verde	*Sidra*	*Café*
Vinho tinto	*Cerveja*	*Café descafeinado*
	Vinho branco	*Refrigerantes com gás*
		Refrigerantes de cola
		Chá
		Chá descafeinado
		Licores
		Bebidas alcoólicas destil.

Exemplos de menus para os diferentes tipos sanguíneos

As páginas que se seguem incluem alguns exemplos de menus para os diferentes tipos sanguíneos durante sete dias. Trata-se, simplesmente, de uma amostra que pretende tão somente dar uma ideia do fácil que é alimentar-se sadiamente com a dieta dos grupos sanguíneos.

Todas as refeições aqui indicadas poderão ser modificadas conforme o gosto pessoal de cada um, acrescentando-se, tirando-se ou substituindo-se os alimentos, relacionados por outros saudáveis ou neutros, conforme o tipo de sangue do leitor.

Em geral, são menus bastante abundantes, mas isso não significa que seja necessário comer tudo que está indicado.

Cada pessoa deve alimentar-se conforme seu apetite e parar de comer antes de se sentir totalmente cheio. As especiarias e os condimentos não foram especificados. Em cada caso deverão ser escolhidos os preferidos entre a lista dos saudáveis ou neutros para cada tipo de sangue. Do mesmo modo, no que se refere às bebidas, incluiu-se sempre o chá verde, por suas numerosas qualidades e ausência de efeitos colaterais, com exceção daquelas pessoas que não suportam a cafeína e deverão tomá-lo com precaução, em seu lugar podem tomar qualquer outra infusão (alcaçuz, maçanilha, ginseng, menta, erva doce etc.) sempre que não estejam relacionadas como prejudiciais.

Muitos dietistas costumam aconselhar àqueles que desejam perder peso que realizem seis ou oito pequenas refeições por dia, em lugar das três clássicas. Se você considera que isto lhe é mais comodo ou sente-se incapaz de permanecer sem ingerir alimentos durante muitas horas, nosso conselho para perder peso é que, entre as refeições, você coma frutas, qualquer uma, mas, a cada vez, de um único tipo, podendo comer toda a fruta que deseje. Isto é, se almoçamos às 13h 30min e às 16:00Hs sente muita fome, se você goste das uvas, poderá comé-las quantas quiser a essa hora, sem medo de aumentar de peso.

Nessa ocasião, porém, restrinja-se somente às uvas. Depois, deverá deixar passar pelo menos duas horas até a próxima refeição ou o próximo lanche, que deverá também ser de um só tipo de fruta, sem limite de quantidade. Os biscoitos, a batata frita, o chocolate e os refrigerantes ingeridos entre as refeições são os responsáveis pela obesidade infantil, que costuma permanecer pelo resto da vida adulta.

Finalmente, pode acontecer da pessoa ser alérgica a uma substância ou a um alimento em particular, considerado como "saudável" ou "neutro" para seu tipo de sangue. Nesses casos, a prudência aconselha prescindir dele, para evitar os incômodos que a referida alergia possa desencadear.

TIPO O

Día 1

Desjejum	Uma porção de papaia Flocos de centeio com leite de soja Duas fatias de pão essênio com geléia de damasco Uma xícara de chá verde
Almoço	Salada com alface, cenoura, cebola, dente de leão, alfafa germinada e tofu assado Uma sopa de feijão com carne bovina (pode ser qualquer parte magra) Um copo de cerveja Uma fatia ou duas de melão
Jantar	Sopa de verduras (evitando as prejudiciais) Salmão ao forno, temperado com azeite de oliva, alho, salsinha, acompanhado de brócolis e cenouras ao vapor Ameixas pretas

	Uma xícara de chá verde ou uma taça de vinho tinto

Día 2

Desjejum	Uma xícara de granola Cinco figos Uma xícara ou duas de chá verde ou um copo de leite de soja
Almoço	Uma salada com tomate, pepino, cebola e escarola, temperada com azeite de oliva extravirgem e limão Sardinhas assadas temperadas com alho e salsinha acompanhadas com pimentões vermelhos assados Um biscoito ou doce de soja Uma xícara de chá verde
Jantar	Sopa de abóbora Um peito de frango ao forno com guarnição de cenouras e abobrinhas ao vapor Nozes 5 ou 6 damascos ou pêssegos Um copo de vinho tinto

Día 3

Desjejum Un omelete com brócolis
Duas fatias de pão essênio com geléia de morango
Uma xícara de café ou um copo de leite de soja

Almoço Verduras (evitando as prejudiciais) ao vapor
Uma bisteca grelhada
Castanhas e figos frescos
Uma taça de chá mate

Jantar Cordeiro ao forno com purê de maçã
Verduras ao vapor, evitando as prejudiciais
Melancia
Um copo de vinho tinto

Día 4

Desjejum Três fatias de pão de centeio com patê de fígado
Ameixas
Uma xícara de chá verde ou um copo de leite de soja

Almoço Sopa de cenoura com cebola
Carne bovina cozinhada com feijão

Melão
Uma xícara de chá verde o Pu-Erh

Jantar

Pargo ao forno com azeite de oliva, alho e salsa
Verduras ao vapor (evitando as prejudiciais)
Abacaxi
Um copo de vinho tinto

Día 5

Desjejum

Suco de damasco
Três fatias de pão de milho com purê de ameixa
Uma xícara de chá verde

Almoço

Salada variada com azeitonas verdes, temperada com azeite de oliva e limão
Duas bistecas de cordeiro grelhadas com ervilhas
Pêras na calda de açúcar
Água, chá mate ou chá verde

Jantar

Sopa de alho porro
Fígado grelhado com cebolas
Abacaxi
Um copo de vinho tinto

Día 6

Desjejum	Suco de Abacaxi Flocos de arroz com passas Duas fatias de pão de centeio com geléia de uva Chá verde
Almoço	Salada de escarola com azeitonas verdes e queijo de cabra Frango assado com pimentões assados Caquis. Chá verde ou mate
Jantar	Sopa de ervilhas Um filé grelhado com espinafre Framboesas, groselhas ou kiwis Um copo de vinho tinto

Día 7

Desjejum	Suco de ameixas Torradas de pão de centeio com mel Um ovo cozido 3 minutos Chá verde ou leite de soja
Almoço	Sopa de feijões azuki Carne bovina ao curry com arroz Melancia Mate ou chá verde

Jantar

Salada romana com brotos de bambu ou palmitos e lagostins
Fígado assado com maçãs ao forno
Uvas, nozes e passas
Um copo de vinho tinto

TIPO A

Día 1

Desjejum

O suco de meio limão em um copo de água
Meio grepe fruit
Uma xícara grande com aveia e leite de soja
Uma fatia de pão essênio com geléia de frambuesa
Café

Almoço

Sopa de pescado com verduras
Abacaxi
Chá verde

Jantar

Salmão ao forno com alho e salsinha
Arroz branco com brócolis e cenoura
Abacaxi
Um copo de vinho tinto ou branco

Día 2

Desjejum Uma xícara grande de arroz parabolizado com uvas passas e leite de soja
Duas fatias de pão de centeio com geléia
Meia dúzia de damascos
Café

Almoço Lentilhas com acelga
Um hambúrguer de soja
Uvas
Chá verde

Jantar Sardinhas assadas acompanhadas de verduras ao vapor
Ameixas ou cerejas
Um copo de vinho tinto ou branco

Día 3

Desjejum Dois ovos com brócolis e cebola
Duas fatias de pão de centeio com geléia de uva
Uma xicara de café (com leite de soja se preferir)

Almoço Uma salada verde temperada com azeite e limão
Um peito de frango grelhado, com

arroz e legumes
Fruta da lista de "saudáveis" ou "neutras"
Chá verde

Jantar
Atum ao forno com alho e salsinha acompanhado macarrão ou arroz
Melancia
Um copo de vinho tinto
Chá verde

Día 4

Desjejum
Duas fatias de pão de centeio com geléia
Iogurte de frutas
Abacaxi
Café

Almoço
Feijões pretos com arroz
Carne assada
Amendoins ou nozes
Figos frescos

Jantar
Lentilhas com aipo, abóbora, cebola e alhos
Arroz doce (leite desnatado)
Chá verde

Día 5

Desjejum
Aveia com passas e leite de soja

	Ameixas Café
Almoço	Salada de escarola com queijo de cabra Frango ao alho acompanhado de arroz com cenoura Melancia Chá verde
Jantar	Truta ao forno com alho e salsinha acompanhada de arroz ou macarrões Uvas ou tâmaras Um copo de vinho tinto ou chá verde

Día 6

Desjejum	Uma xícara grande de flocos de amaranto com leite de soja e aveia Ameixas
Almoço	Sopa de cenouras com cebola Um filé de peito de peru grelhado Melão Chá verde
Jantar	Bacalhau ao forno com champinhões, brócolis e cebola Arroz branco para acompanhar Abacaxi

Chá verde ou vinho tinto

Día 7

Desjejum

Pão de centeio com manteiga ou creme de amendoim
Abacaxi
Café

Almoço

Salada verde com tofu
Pescado frito com arroz branco
Maçãs assadas
Chá verde

Jantar

Feijões pretos cozidos com tofu
Pão essênio ou de centeio
Abacaxi
Um copo de vinho tinto

TIPO B

Día 1

Desjejum
Dois ovos mexidos ou fritos com pão essênio
Duas fatias de Abacaxi
Chá verde

Almoço
Cogumelos ao forno com salada de pimentão assado
Pão essênio
Bananas
Chá verde

Jantar
Sardinhas assadas temperadas com alho e azeite de oliva
Arroz branco
Maçãs ao forno
Chá verde

Día 2

Desjejum
Uma xícara grande de aveia com banana
Um fatia de pão essênio com geléia
Chá verde ou leite de soja

Almoço
Cordeiro ao forno acompanhado de brócolis, couve-flor e pimentões ao vapor
Melancia
Chá verde

Jantar

Salada verde com queijo de cabra
Merluza grelhada com alho e salsinha
Uvas
Um copo de vinho tinto

Día 3

Desjejum

Flocos de aveia ou de arroz com passas e leite desnatado
Uma fatia de pão essênio com geléia
Chá verde

Almoço

Favas cozidas com legumes
Banana frita, com mel
Chá verde

Jantar

Salada verde
Fígado grelhado, com cebola
Maçãs ao forno
Chá verde

Día 4

Desjejum

Dois ovos passados, cozidos ou fritos
Pão essênio com queijo de cabra
Papaia
Chá verde

Almoço

Bacalhau ao forno ou grelhado com verduras ao vapor

	Melão Chá verde
Jantar	Perna de Cordeiro ao forno com purê de maçãs Tâmaras Um copo de vinho tinto ou chá verde

Día 5

Desjejum	Pão essênio com queijo de cabra Ameixas Chá verde
Almoço	Coelho frito com cebola e couve de Bruxelas Melancia Chá verde
Jantar	Omelete com cebolinhas. Arroz doce Chá verde

Día 6

Desjejum	Iogurte de frutas com pão essênio Chá verde
Almoço	Peixe (cabala) ao forno com arroz

Laranjas ou tangerinas
Chá verde

Jantar Filé mignon grelhado com batata-doce ao forno
Fruta da lista de "saudáveis"
Um copo de vinho tinto

Día 7

Desjejum Omelete com finas ervas
Pão essênio (duas fatias) com geléia
Uvas
Chá verde

Almoço Bistecas de cordeiro com berinjelas ao forno
Ameixas
Chá verde

Jantar Mero ao forno ou dourado ao sal com pimentões assados
Melancia
Vinho branco ou tinto

TIPO AB

Día 1

Desjejum	O suco de meio limão num copo de água Uma xícara grande de aveia com leite de soja Uma fatia de pão de centeio com geléia Uvas Café
Almoço	Salada verde, com tomates e tofu, temperada com azeite de oliva extra virgem, limão e especiarias da lista dos "saudáveis" ou "neutras" Iogurte de frutas (lista dos "saudáveis") Chá verde
Jantar	Salada verde Atum ao forno com aipo, cebola e maionese sem gordura Arroz doce Vinho tinto ou chá verde

Día 2

Desjejum	Uma xícara grande de arroz com passas e leite de soja Duas ou três fatias de Abacaxi Pão de centeio Café
Almoço	Salada verde com queijo de cabra Sopa de lentilhas verdes com cebola, aipo, cenouras e batatas Melancia ou cerejas Chá verde
Jantar	Sopa de legumes Bistecas de cordeiro assado com brócolis e batata ao forno Fruta da lista dos "saudáveis" ou "neutras" Um copo de vinho tinto

Día 3

Desjejum	Meio grape fruit Uma xícara grande de centeio e passas com leite de soja Duas fatias de pão essênio com geléia Café ou chá verde
Almoço	Sopa de feijões vermelhos Merluza cozida ou grelhada

Melancia
Chá verde

Jantar

Salada verde com tomate
Coelho frito com maçãs ao forno
Fruta da relação das "saudáveis" ou "neutras"
Um copo de vinho tinto

Día 4

Desjejum

Suco de Abacaxi
Dois ovos fritos ou mexidos
Duas fatias de pão de centeio
Café ou chá verde

Almoço

Salada verde temperada com queijo, azeite extra virgem de oliva, alho e limão
Sopa de lentilhas verdes
Uvas
Chá verde

Jantar

Salmão ao forno com aipo e cebola
Arroz branco
Fruta da relação das "saudáveis" ou "neutras"
Um copo de vinho tinto
Chá verde

Día 5

Desjejum	Duas ou três fatias de pão essênio com manteiga de amendoim Ameixas Leite de soja ou chá verde
Almoço	Salada verde com queijo Feta Sopa de feijões, com brócolis ao vapor Fruta da relação das "saudáveis" ou "neutras" Chá verde
Jantar	Sardinhas assadas temperadas com alho e salsinha, acompanhadas com pimentões vermelhos assados Arroz doce Chá verde

Día 6

Desjejum	Duas ou três fatias de pão essênio com queijo de cabra Castanhas assadas ou nozes Chá verde
Almoço	Berinjelas gratinadas Arroz doce Chá verde
Jantar	Salada de Abacaxi e atum

Carne assada ao forno
Figos secos
Um copo de vinho tinto

Día 7

Desjejum

Dois ovos cozidos
Leite de cabra ou de soja
Nozes ou amendoins

Almoço

Cozido de verduras variadas (cebola, alho porro, brócolis, batata-doce, etc.)
Pão de centeio com queijo Feta,
Cerejas ou kiwi
Chá verde

Jantar

Cordeiro ao forno com purê de maçã
Arroz doce
Chá verde ou vinho tinto

Resumo: alimentos que engordam e alimentos que emagrecem conforme o tipo de sangue

Sangue do tipo "O"

Alimentos que emagrecem:

As algas marinhas: contêm iodo, que estimula a produção do hormônio tireoideano.

As carnes vermelhas: estimulam o metabolismo.

Os brócolis, as espinafres e a couve: estimulam o metabolismo.

Os mariscos: contêm iodo.

O peixe do mar: por seu conteúdo de iodo.

O sal iodado: contém iodo.

O fígado: é uma fonte de vitamina "B" e estimula o metabolismo.

Os chá Pu-Erh: melhora a assimilação das proteínas e a função intestinal.

A erva-mate: estimula o metabolismo.

Alimentos que engordam:

O glúten do trigo: torna o metabolismo mais lento e interfere com a eficiência da insulina.

Os flocos de cereais para desjejum (aveia, etc.): tornam mais lento o metabolismo e interferem com a eficiência da insulina.

O milho: torna o metabolismo mais lento (inclusive as pipocas de milho).

A couve-flor: inibe a produção do hormônio tireoideano.

As couves de Bruxelas: inibem a produção do hormônio tireoideano.

As lentilhas: dificultam o adequado metabolismo dos nutrientes.

Os feijões (todos os tipos): dificultam a utilização das calorias.

A couve branca: inibe a produção do hormônio tireoideano.

Sangue tipo "A"

Alimentos que emagrecem:

O azeite de oliva: evita a retenção de líquidos. Contribui para que a digestão seja mais eficiente.

Os alimentos de soja: ajudam na digestão e são facilmente assimilados.

As verduras: favorecem a evacuação intestinal e melhoram o metabolismo.

O abacaxi: favorece a evacuação intestinal. Contém uma enzima, a bromelina, que aumenta o metabolismo e reduz o apetite.

O chá verde: estimula o metabolismo.

O amaranto: produz uma notável sensação de plenitude. Além disso, por seu alto conteúdo em minerais e proteínas pode substituir, de uma maneira ideal, os produtos de carne e lácteos.

Alimentos que engordam:

A carne: não é bem digerida pelas pessoas cujo sangue é do tipo A. Aumenta as toxinas intestinais e acaba sendo acumulada como gordura. Podem comer carne de ave em quantidades moderadas.

O leite e seus derivados: interferem nas enzimas digestivas inibindo o metabolismo dos nutrientes. Além disso, excitam a secreção de insulina, o qual favorece a acumulação de reservas em forma de gorduras.

As favas: interferem nas enzimas digestivas e dificultam o metabolismo.

Os pães e outros produtos de trigo: Quando consumidos em excesso inibem a eficiência da insulina e tornam menos eficiente a utilização das calorias.

Sangue tipo "B"

Alimentos que emagrecem:

Vegetais verdes: tornam mais eficiente o metabolismo, além disso pelas fibras que contêm dão uma sensação plena de satisfação.

Carne: torna mais eficiente o metabolismo

Fígado: torna mais eficiente o metabolismo.

Ovos: tornam mais eficiente o metabolismo.

Produtos lácteos com pouca gordura: tornam mais eficiente o metabolismo.

Chá de alcaçuz: combate a hipoglicemia.

A coalhada: ajuda a função intestinal e proporciona sensação de saciedade.

O abacaxi: facilita a digestão e impede a retenção de líquidos.

Alimentos que engordam:

O milho: diminui a eficiência da insulina, causa hipoglicemia e torna mais lento o metabolismo.

As lentilhas: causam hipoglicemia e tornam mais lento o ritmo metabólico. Dificultam a assimilação dos nutrientes.

Os legumes em geral: não transmitem a sensação de estar saciado.

Os amendoins: tornam menos eficiente o metabolismo.

A semente de gergelim: diminui a eficiência da insulina, causa hipoglicemia.

O trigo e seus derivados: torna mais lenta a digestão e menos eficiente o funcionamento da insulina. Ajudam a armazenar os alimentos em forma de gorduras.

O trigo sarraceno: causa hipoglicemia e torna mais lento o ritmo metabólico.

Sangue tipo "AB"

Alimentos que emagrecem:

O tofu: torna mais eficiente o metabolismo.
O pescado: torna mais eficiente o metabolismo.
O leite e seus derivados: melhoram a produção de insulina.
As verduras: tornam mais eficiente o metabolismo.
As algas marinhas: melhoram a produção de insulina.
O abacaxi: melhora o funcionamento intestinal.

Alimentos que engordam:

As carnes vermelhas: tornam difícil a digestão e acabam sendo armazenadas em forma de gorduras.
Todo o tipo de feijões: diminuem a eficiência da insulina e causam a hipoglicemia.
A semente de gergelim: diminui a eficiência da insulina, causa hipoglicemia.
O milho das Américas: diminui a eficiência da insulina, causa hipoglicemia e torna mais lento o ritmo metabólico.
O trigo: torna mais lenta a digestão e menos eficiente o funcionamento da insulina, contribuindo para que os alimentos sejam armazenados em forma de gordura.
O trigo sarraceno: causa hipoglicemia e torna mais lento o ritmo metabólico.
As bananas: são rapidamente transformados em gordura.

Conclusão

Experimente sem trocas bruscas e escute seu corpo

Quando, depois de toda uma vida alimentando-nos de acordo com que nos ensinaram nossos pais, consumindo alimentos que têm produzido um estresse e uma deterioração desnecessária de nosso corpo, passamos agora a uma dieta sintonizada e adequada para nosso metabolismo particular, algo muda totalmente em nosso organismo. As funções naturais de proteção do sistema imunológico melhoram. A atividade digestiva e intestinal é estimulada e isso aumenta a atividade de todos os órgãos que participam no processo de metabolizar os alimentos, entre eles o fígado, os rins e o pâncreas. O organismo, fortalecido e liberado de um trabalho extra, tenta agora se libertar dos restos inúteis e danosos acumulados e tenta limpar o sangue de lectinas perigosas. Isso pode gerar alguns sintomas que serão mais ou menos notórios, de acordo com os tipos sanguíneos e de acordo com o grau de intoxicação prévio. Por isso, o melhor é não fazer uma troca brusca na alimentação, mas ir adaptando-se pouco a pouco a este novo processo.

A natureza não funciona aos pulos, mas tranquila e metodicamente. Já sabemos o que é bom para nós e o que é prejudicial. Agora o mais inteligente é experimentar um pouco na primeira semana, e ir constatando paulatinamente qual é nossa combinação preferida de alimentos. Se nunca consumiu alguns dos alimentos "saudáveis" o melhor é integrá-los à dieta muito lentamente, a fim de que o paladar acostume-se a eles. Os alimentos classificados como "neutros" podem ser de grande ajuda no princípio, use-os em abundância. O melhor de tudo seria prescindir totalmente dos "prejudiciais" mas possivelmente estamos tão acostumados a eles que sua eliminação também deverá se atingir de uma maneira paulatina. Escute seu corpo. A natureza está falando-nos todo o tempo, mas nos esquecemos de a escutar. Ao realizar trocas na dieta o seu corpo lhe irá dando indicações claras. Siga-as.

As ideias esboçadas neste livro não pretendem, nem muito menos, ser a última palavra neste assunto. Na realidade, estamos ainda em fraldas. Sem dúvida, existem outras influências genéticas ou de outro tipo que complementam ou, inclusive, distorcem as teorias da dieta dos grupos sanguíneos. Esta teoria é a primeira evidência clara de que diante de determinados alimentos os organismos dos quatro grupos humanos concretos respondem de

maneira diferente. É a primeira evidência, mas não pretende ser a última nem a definitiva. Por outro lado, quase todos os estudos sobre a dieta dos tipos sanguíneos realizaram-se nos Estados Unidos, razão pela qual os alimentos que são muito comuns em outros lugares do mundo, como, por exemplo, nos países europeus e mediterrâneos, não foram ainda experimentados.

Certamente você descobrirá novas qualidades nos alimentos que consume normalmente. A tônica do corpo é a discrição. Quando um órgão funciona perfeitamente não sabemos de sua existência mas, atenção, os sinais do corpo são sempre claros. Algumas vezes é um bem-estar físico inusitado. Em outros casos são pequenos mal-estares ou a qualidade do sono noturno. Outras vezes são simples sensações, talvez um impulso inesperado ou uma intuição. Há ocasiões que as indicações do corpo podem chegar para nós em sonhos. Quando você sonha com algum alimento em particular, isso costuma ser uma indicação de que seu corpo está precisando desse alimento, independentemente do que digam os médicos ou os livros de dieta, inclusive este. Na alimentação, como em qualquer outro aspecto da vida humana, o conhecimento verdadeiro sempre vem do interior. Por esta razão, o aprendizado de fontes externas é sempre um conhecimento de segunda mão. E talvez a finalidade para a qual estamos nesta terra não seja outra senão aprender a captar esse conhecimento que nos vem de dentro, para depois poder aplica-lo em nossa vida.

Como constatar seu grupo sanguíneo?

- Nos documentos de saúde costuma aparecer.

- Se não puder constatar assim, pergunte ao seu médico, certamente está em seu histórico.

- Pode também se fazer uma análise. Precisa somente extrair algumas gotas de sangue.

- Em caso de ir a um laboratório ou clínica particular, pergunte antes qual vai ser o custo da análise.

- Uma boa oportunidade é aproveitar o "check-up" médico anual. Peça para verificar qual seu tipo sanguíneo ao fazerem a análise do seu sangue.

- Outra possibilidade é doar sangue. E ao mesmo tempo realizará uma boa obra.

- A companhia norte-americana North American Pharmacal, Inc. comercializa um "kit" que permite realizar a própria pessoa a análise em casa, em menos de cinco minutos. É de fácil utilização e vem com as instruções muito detalhadas. O custo é de 7.95 dólares mais despesas de remessa. Estes são os dados da referida companhia:

North American Pharmacal, Inc.
17 High Street
Norwalk, CT 06851
Tel.: 203-866-7664
Fax: 203-838-4066
www.4yourtype.com

Bibliografía

Chistiano, Joseph. *Blood types, body types and you.* Siloam Press, 2001.

Chistiano, Joseph. *Seven Pillars of Health.* Siloam Press. 2000.

Christiano, Joseph & Weissberger, Steven. *The Answer is in your Bloodtype*. Personal Nutrition. Lake Mary, Florida. 1999.

Constantine, Peter. *What's Your Type?: How Blood Types Are the Keys to Unlocking Your Personality*. Plume, ASIN U.S.A. 1997.

D'Adamo, Peter & Whitney, Catherine. *Blood Type A Food, Beverage and Supplement Lists from Eat Right for Your Type.* Berkley Pub Group. New York. 2000.

D'Adamo, Peter & Whitney, Catherine. *Blood Type AB Food, Beverage and Supplement Lists from Eat Right for Your Type.* Berkley Pub Group. New York. 2000.

D'Adamo, Peter & Whitney, Catherine. *Blood Type B Food, Beverage and Supplement Lists from Eat Right for Your Type.* Berkley Pub Group. New York. 2000.

D'Adamo, Peter & Whitney, Catherine. *Cook Right for Your Type: The Practical Kitchen Companion to Eat Right 4 Your Type, Including More Than 200 Original Recipes...* Putnam, New York. 2000.

D'Adamo, Peter & Whitney, Catherine. *Eat Right 4 Your Type.* Putnam, New York. 1997.

D'Adamo, Peter & Whitney, Catherine. *Live Right 4 Your Type: The Individualized Prescription for Maximizing Health, Metabolism, and Vitality in Every Stage of Your Life.* Putnam, New York. 2000.

D'Adamo, Peter & Whitney, Catherine. *The Eat Right for Your Type Complete Blood Type Encyclopedia.* Riverhead Books. New York. 2000.

Gittleman, Ann Louise. *Your Body Knows Best: The Revolutionary Eating Plan That Helps You Achieve Your Optimal Weight and Energy Level for Life.* Pocket Books. New York. 1997.

Hamer, Dean. *Living with our Genes. Why They Matter More Than You Think.* Anchor Books. 1999.

Hessmann-Kosaris, Anita. *Die Bluttgruppen Diaet.* Goldmann. 2000.

Hessmann-Kosaris, Anita. *La dieta según tu grupo sanguíneo.* Ediciones Obelisco. Barcelona. 2002.

Kahder, Dina & Toovey, Irene. *The Food Combining/Blood Type Diet Solution: A Personalized Diet Plan and Cookbook for Each Blood Type.* McGraw-Hill/Contemporary Books. New York. 2000.

Nomi, Toshitaka & Besher, Alexander. *You Are Your Blood Type.* Pocket. New York. Enero 1983.

Speck, Brigitte. *Lebensmittel- Tabellen zu den Bluttgruppen.* At-Verlag. 2001.

Steen, Grant. *DNA and Destiny.* Perseus Books, New York. 2001.

Vago, Karen & Degremont, Lucy. *The Blood Type Diet Cookbook: Over 100 Fresh & Delicious Recipes to Transform Your Health & Your Life!* Thorsons. London. 2002.

Referências

Estudos científicos sobre a relação existente entre o tipo sanguíneo e a incidência de diversas doenças.

Aikawa A, Hadano T, Ohara T, Hasegawa A, Yamashita M, Shindo M, Mizuiri T, Fushimi T, Sakai K, Hirayama N, Arai K, Tajima E. *Relation between ABO blood type antigen and antibody and acute vascular rejection in ABO incompatible kidney transplantation.* Transplant Proc 1998 Nov; 30(7):3507-9

Ben-Aryeh H, Blumfield E, Szargel R, Laufer D, Berdicevsky I. *Oral Candida carriage and blood group antigen secretor status.* Mycoses 1995 Sep-Oct; 38(9-10):355-8 Burford-Mason AP, Weber JC, Willoughby JM. *Oral carriage of Candida albicans, ABO blood group and secretor status in healthy subjects.* J Med Vet Mycol 1988 Feb; 26(1):49-56

Cameron BJ, Douglas LJ. *Blood group glycolipids as epithelial cell receptors for Candida albicans.* Infect Immun 1996 Mar; 64(3):891-6

Drasin T, Sahud M. *Blood-type and age affect human plasma levels of histidine-rich glycoprotein in a large population.* Thromb Res 1996 Nov 1; 84(3):179-88

Gannon MM, Jagger C, Haggard MP. *Maternal blood group in otitis media with effusion.* Clin Otolaryngol 1994;19:327-331

González Flores PA, Díaz Ferrer JO, Monge Salgado E, Watanabe Varas T LIC. *ABO blood groups as risk factor in helicobacter pylori infection.* Rev Gastroenterol Peru 2000 Oct-Dec; 20(4):370-375.

Gupta M, Chowdhuri AN. *Relationship between ABO blood groups and malaria.* Bull World Health Organ 1980; 58(6):913-5

Hallstone AE, Pérez EA. *Blood type and the risk of gastric disease.* Science 1994 Jun 3;264(5164):1386-8

Ko WJ, Tsao CI, Chou NK, Hsu RB, Chen YS, Wang SS, Chu SH. *ABO blood types and the chance to undergo heart transplantation.* Transplant Proc 2000 Nov; 32(7):2386-7

Lin CW, Chang YS, Wu SC, Cheng KS. *Helicobacter pylori in gastric biopsies of Taiwanese patients with gastroduodenal diseases.* Jpn J Med Sci Biol 1998 Nov; 51(1):13-23

Moeller A, Weippert-Kretschmer M, Prinz H, Kretschmer V. *Influence of ABO blood groups on primary hemostasis.* Transfusion 2001 Jan; 41(1):56-60.

Mortensen EH, Lildholdt T, Gammelgard NP, Christensen PH. *Distribution of ABO blood groups in secretory otitis media and cholesteatoma.* Clin Otolaryngol 1983; 8:263-265

Nitu-Whalley IC, Lee CA, Griffioen A, Jenkins PV, Pasi KJ. *Type 1 von Willebrand disease – a clinical retrospective study of the diagnosis, the influence of the ABO blood group and the role of the bleeding history.* Br J Haematol 2000 Feb;108(2):259-64

Pazos-Sanou L, Mata-Segreda JF. *Relationship between the rate of detergent-induced hemolysis and blood type.* Acta Physiol Pharmacol Latinoam 185; 35(1):105-8.

Shimazu T, Shimaoka M, Sugimoto H, Taenaka N, Hasegawa T. *Does blood type B protect against haemolytic uraemic syndrome? An analysis of the 1996 Sakai outbreak of Escherichia coli O157:H7 (VTEC O157) infection.* The Osaka HUS Critical Care Study Group. J Infect 2000 Jul; 41(1):45-9

Singh S, Singh N, Talwar P, Kochhar R, Mehta SK, Jatava. *Candida albicans and ABO blood groups.* J Assoc Physicians India 1990 Jun;38(6):448-9

Steuer MK, Hofstadter F, Probster L, et al. *Are ABH antigenic determinants on human outer ear canal epithelium responsible for Pseudomonas aeruginosa infections?* ORL J Otorhinolaryngol Relat Spec 1995; 57:148-152

Sybirna RI, Platonova IL, Sakhelashvili MI. *The immunological changes caused by Mycobacterium tuberculosis in patients with different blood groups.* Mikrobiol Z 1999 Jul-Aug; 61(4):54-8

Vogel, F. (1970). *ABO blood groups and disease.* American Journal of Human Genetics, 22, 464-475.

Wang D, Fan X. *Relation between ABO blood-group system and Helicobacter pylori infection.* Hunan I Ko Ta Hsueh Hsueh Pao 1998; 23:327-8

Weinstein RS, Kuszak JR, Jakate SM, Lebovitz MD, Kluskens LF, Coon JS. *ABO blood type predicts the cytolocalization of anti-P-glycoprotein monoclonal antibody reactivity in human colon and ureter.* Hum Pathol 1990 Sep; 21(9):949-58

Wiener, A. S. *Blood groups and disease.* American Journal of Human Genetics, 22, 476-483 (1970).

Estudos sobre a relação existente entre os diferentes tipos sanguíneos e diversos tipos de câncer.

Aird I, et al. *ABO Blood groups and cancer of oesophagus, cancer of the pancreas, and pituitary adenoma.* British Medical Journal 1960; 1:1163-66

Anderson DE, Haas C. *Blood type A and familial breast cancer.* Cancer 1984 Nov 1; 54(9):1845-9.

Cordon-Cardo C, Reuter VE, Finstad CL, Sheinfeld J, Lloyd KO, Fair WR, Melamed MR. *Blood group-related antigens in human kidney: modulation of Lewis determinants in renal cell carcinoma.* Cancer Res 1989 Jan 1;49(1):212-8

Dahiya R, Itzkowitz SH, Byrd JC, Kim YS. *ABH blood group antigen expression, synthesis, and degradation in human colonic adenocarcinoma cell lines.* Cancer Res 1989 Aug 15;49(16):4550-6.

Jager MJ, Volker-Dieben HJ, de Wolff-Rouendaal D, Kakebeeke-Kemme H, D'Amaro J. *Possible relation between HLA and ABO type and prognosis of uveal melanoma.* Doc Ophthalmol 1992; 82(1-2):43-7

Jia DX. *Bone tumor and ABO blood type.* Zhonghua Zhong Liu Za Zhi 1991 May; 13(3):220-2.

Kneller RW, et. al. *Cigarette smoking and other risk factors for progression of precancerous stomach lesions. LIVatl* Cancer Inst 119192; 84(16):1261-6.

Kvist E, Lauritzen AF, Bredesen J, Luke M. *Relationship between blood groups and tumors of the upper urinary tract.* Scand J Urol Nephrol 1988;22(4):289-91

Marinaccio M, Traversa A, Carioggia E, Valentino L, Coviello M, Salamanna S, Dragone DC, Marinaccio L. *Blood groups of the ABO system and survival rate in gynecologic tumors.* Minerva Ginecol 1995 Mar; 47(3):69-76

Nakatas, et. al. *Epidemiologic studies of risk factors for bladder cancer.* ACTA Urologica Japonica 1995; 41(12): 969-77. Slater G, Itzkowitz S, Azar S, Aufses AH Jr. *Clinicopathologic correlations of ABO and Rhesus blood type in colorectal cancer.* Dis Colon Rectum 1993 Jan; 36(1):5-7

Nakagoe T, Fukushima K, Itoyanagi N, Ikuta Y, Oka T, Nagayasu T, Ayabe H, Hara S, Ishikawa H, Minami H. *Expression of ABH/Lewis-related antigens as prognostic factors in patients with breast cancer.* J Cancer Res Clin Oncol 2002 May;128(5):257-64 O'Connell KJ, Christenson PJ. *Relationship of blood type to nonseminomatous testes tumor. Clue to genetic link.* Urology 1980 Apr; 15(4):409-10.

Pyd M, Rzewnicki I, Suwayach U. *ABO blood groups in patients with laryngeal and hypopharyngeal cancer.* Otolaryngol Pol 1995; 49 Suppl 20:396-8

Roberts TE, et. al. *Blood groups and lung cancer.* Br. J Cancer 1988; 58:278.

Su M, Lu SM, Tian DP, Zhao H, Li XY, Li DR, Zheng ZC. *Relationship between ABO blood groups and carcinoma of esophagus and cardia in Chaoshan inhabitants of China.* World J Gastroenterol 2001 Oct;7(5):657-61.

Tryggvadottir L. et al. *Familial and Sporadic Breast Cancer Cases in Iceland: A comparison related to ABO Blood groups and Risk of Bilateral breast Cancer.* Int. J. Cancer 1988; 42:499-501.

Uchida E, Tempero MA, Burnett DA, Steplewski Z, Pour PM. *Correlative studies on antigenicity of pancreatic cancer and blood group types*. Cancer Detect Prev Suppl 1987; 1:145-8.

Vioque J, Walker AM. *Pancreatic cancer and ABO blood types: a study of cases and controls*. Med Clin (Barc) 1991 May 25;96(20):761-4.

You WC, Ma JL, Liu W, Gail MH, Chang YS, Zhang L, Hu YR, Fraumeni JF Jr, Xu GW. *Blood type and family cancer history in relation to precancerous gastric lesions*. Int J Epidemiol 2000 Jun;29(3):405-7

Os tipos sanguíneos e as doenças cardiovasculares.

Neumann JK, Chi DS, Arbogast BW, Kostrzewa RM, Harvill LM. *Relationship between blood groups and behavior patterns in men who have had myocardial infarction*. South Med J 1991 Feb;84(2):214-8.

Garrison RJ, Havlik RJ, Harris RB, Feinleib M, Kannel WB, Padgett SJ. *ABO blood group and cardiovascular disease: the Framingham study*. Atherosclerosis 1976 Nov-Dec;25(2-3):311-8.

Mao X, Xu M, Mu S, Ma Y, He M. *Study on relationship between human ABO blood groups and type A behavior pattern*. Hua Xi Yi Ke Da Xue Xue Bao 1991 Mar; 22(1):93-6

Estudos sobre a relação observada entre os diferentes grupos sanguíneos e diferentes tipos de desordens psicológicas e afetivas.

Balgir RS. *Serological markers in unipolar and bipolar affective disorders*. Hum Hered 1986; 36(4):250-3

Beckman L, Cedergren B, Perris C, Strandman E. *Blood groups and affective disorders*. Hum Hered 1978; 28(1):48-55

Bhende YM, Deshpande CK, Bhatia HM, Sanger R, Race RR, Morgan

WT, Watkins WM. *A «new» blood-group character related to the ABO system.* 1952. Indian J Med Res 1994 Feb; 99:3 p.

Del Vecchio M, Famiglietti LA, Amati A. *Subgroups of manic-depressive patients in relation to the ABO system.* Acta Neurol (Napoli) 1979 Apr; 1(2):150-5

Ertas M, Vahip S, Tuglular I, Saygili R. *Lewis and ABO-Rh blood group systems in patients with bipolar affective disorder.* Encephale 1990 May-Jun; 16(3):203-4

Kobrzynska E. *Body structure, blood groups and affective disturbances.* Psychiatr Pol 1978 May-Jun; 12(3):429-34

Lavori PW, Keller MB, Roth SL. *Affective disorders and ABO blood groups: new data and a reanalysis of the literature using the logistic transformation of proportions.* J Psychiatr Res 1984; 18(2):119-29

Maurer-Groeli YA. *Blood group and illnesses. Study of the distribution of ABO blood groups in healthy volunteers compared with that in patients with psychiatric, organic and psychosomatic illnesses.* Arch Psychiatr Nervenkr 1974 Apr 9; 218(4):301-18

Oxenkrug GF, Mikhalenko IN, Sivers JS. *Sex differences in ABO blood types distribution in manic-depressive patients and in the rate of 5-HT uptake by blood platelets in healthy donors of different blood groups.* Act Nerv Super (Praha) 1978 Dec; 20(4):256-7

Rafaelsen OJ, Shapiro RW. *Psychopharmacological studies in genetically determined subgroups of psychiatric patients.* Prog Neuropsychopharmacol 1979; 3(1-3):147-54

Retezeanu A, Christodorescu D. *The ABO blood groups in affective and in schizophrenic psychosis.* Neurol Psychiatr (Bucur) 1978 Oct-Dec; 16(4):271-5

Rihmer Z, Arato M. *ABO blood groups in manic-depressive patients.* J. Affect Disord 1981 Mar; 3(1):1-7

Rihmer Z, Arato M. *Distribution of ABO blood groups in patients with manic-depressive psychosis.* Orv Hetil 1980 Aug 17; 121(33):1993-6

Rinieris PM, Stefanis CN, Lykouras EP, Varsou EK. *Affective disorders and ABO blood types.* Acta Psychiatr Scand 1979 Sep; 60(3):272-8.

Shapiro RW, Rafaelsen OJ, Ryder LP, Svejgaard A, Sorensen H. *ABO blood groups in unipolar and bipolar manic-depressive patients.* Am J Psychiatry 1977 Feb; 134(2):197-200

Singg S, Lewis JL. *Depression and blood types.* Psychol Rep 2001 Jun; 88(3 Pt 1):725-6.

Takazawa N, Kimura T, Nanko S. *Blood groups and affective disorders:* Jpn J Psychiatry Neurol 1988 Dec; 42(4):753-8.

Turner WJ. *Blood types and affective disorders.* Am J Psychiatry 1977 Sep; 134(9):1053-4

Winokur G, Tanna VL. *Possible role of X-linked dominant factor in manic-depressive disease.* Dis Nerv Syst 1969 Feb; 30(2):89-94.

Winokur G. *Genetic markers in depressive disorders.* Prog Neuropsychopharmacol 1979; 3(5-6):625-30.

McKeon JP, McColl D. *ABO blood groups in obsessional illness – state and trait.* Acta Psychiatr Scand 1982; 65:74-8.

Boyer WF. *Influence of ABO blood type on symptomatology among outpatients: study and replication.* Neuropsychobiology 1986; 16:43-6

Tipos sanguíneos: personalidade e caráter.

Beardmore, J. A. & Karimi-Booshehri, F. *ABO genes are differentially distributed in socio-economic groups in England.* Nature, 303, pp. 522-524, 1983

Beardmore, J. A. & Karimi-Booshehri, F. *Blood group and socio-economic class. (Commentary)* Nature, 309, pp. 395-399, 1984

Cattell, R. B., Brackenridge, C. J., Case, J., Propert, D. N. & Sheehy, A. J. *The relation of blood types to primary and secondary personality traits.* Mankind Quarterly, pp. 35-51, 21-1, 1980

Cattell, R. B., Young, H. B. & Houndelby, J. D. *Blood groups and Personality traints.* American Journal of Human Genetics, 16-4, pp. 397-402, 1964

Cohen BH. *Is there a relationship between birth month and maternal ABO blood type?* Am J Hum Genet 1968 May;20(3):197-212 Gershowitz H. *A possible relationship between birth month and ABO blood type.* Am J Hum Genet 1967 May;19(3):450-9

Coscarelli, W. C., Stepp, S. L., & Lyerla, R. (1989). *Relationship of blood type with decision-making style and personality type.* Mankind Quarterly, 29, 307-327.

Eysenk, H. J., *National differences in personality as related to ABO blood group polymorphism.* Psychologycal Reports, 41, pp. 1257-1258, 1977

Eysenk, H. J., *The biological basis of cross-cultural differences in personality: Blood group antigens.* Psychological Reports, 51, pp. 531-540, 1982

Furukawa, T. (1930). *A study of temperament and blood-groups.* Journal of Social Psychology, 1.494-509.

Gattaz, W. F. (1981). *HLA-B27 as a possible genetic marker of psychoticism.* Personality and Individual Difference, 2, 57-60.

Gibson, J. B., Harrison, G. A., Glarke, V. A., & Hiorns, R. W. (1973). *IQ and ABO blood groups.* Nature, 246, 498-500.

Iwawaki, S., Eysenck, S. B. G., & Eysenck, H. J. (1980). *Japanese and English personality structure: A cross-cultural study.* Psychologia 23, 195-205.

Jogawar, V. V. *Personality correlates of human blood groups.* Personality and Individual Differences, 4-2, pp. 215-216, 1983

Kelleher, C., Cooper, J., & Sadlier, D. (1990). *ABO blood group and social class: A prospective study in a regional blood bank.* Journal of Epidemiology and Community Health, 44, 59-61.

Kiyoshi Ando, *Blood Typing is Still Popular in Japan. Japan*. Labor Bulletin. Vol. 34-No. 06 June 1, 1995.

Lesch, Klaus-Peter, Dietmar Bengel, Armin Heils, Sue Z. Sabol, Bejamin D. Greenberg, Susanne Petri, Jonathan Benjamin, Clemens R. Muller, Dean H. Hamer, and Dennis L. Murphy. *Association of Anxiety Related Traits with a Polymorphism in the Serotonin Transporter Gene Regulatory Region.* Science 274, 1527-31 1996.

Lester, D. *National distribution of blood groups, personal violence (suicide and homicides), and national character.* Personality and Individual Differences, 8-4, pp. 575-576, 1987.

Marutham, P.; Prakash, Indira J. (1990). *A study of the possible relationship of blood types to certain personality variables.* Indian Journal of Clinical Psychology, 17(2), 79-81.

Matsui, Y. (1989, September). *Ketsuekigata seikaku gaku ni kansuru toukeiteki kentou [A statistical examination of the theory of blood types and personality]*. Paper presented at the 30th Annual Convention of the Japanese Society of Social Psychology. Tokyo.

Matsui, Y. (1991*). Ketsueki gata ni yoru seikaku no chigai ni kansuru toukeiteki kentou [Statistical consideration on personality difference of blood types],* Bulletin of Tokyo Metropolitan Tachikawa Junior College, 124, 51-54.

Matsui, Y., & Kamise, Y. (1994). *Functions and structure of blood-group stereotype.* Bulletin of University of the Sacred Heart, 82, 91-111.

McGulfin, P. (1979*). Is schizophrenia an HLA-associated disease?* Psychological Medicine, 9, 721-728.

Mizoguchi, H (1993*). Studies on the relationship between blood type and* *personality in foreign countries.* Journal of History of Science (Japan Series II), 32, 152-156.

Mizoguchi, H. (1986). *Takeji Funikawa and the theory of relationship between blood type and temperament.* Biological Science, 38, 9-20.

Naruya Saitou and Fumi-Ichiro Yamamoto, *Evolution of Primate ABO Blood Group Genes and Their Homologous Genes*, Molecular Biology and Evolution, 14(4):399-411, 1997.

Ohmura, M. 1990 *Blood-type and personality.* Fukumura-Shuppan.

Neumann, J. K., Shoaf, F. B., Harvill, L. M., & Jones, E. (1992). *Personality traits and blood type in duodenal ulcer patients and healthy controls: Some preliminary results.* Medical Psychotherapy: An International Journal, 5, 83-88.

Rinieris, P. M., Stefanis, C. N., Rabavilis, A. D. (1980). *Obsessional personality traits and ABO blood types.* Neuropsychobiology, 6(3), 128-131.

Sakamoto, A. *1988 Selective perception by ABO blood-type stereotype. Proceedings of the 30th Annual Meeting of Japanese Association of Educational Psychology*, 604-605.

Sakamoto, *A. 1989 Knowledge of blood-type stereotypes and the distortion of memory. Proceedings of the 30th Annual Meeting of Japanese Association of Social Psychology*, 29-30.

Sato, T., & Watanabe, Y. *1992 Psychological studies on blood-typing in Japan.* Japanese Review of Psychology, 35, 234-368.

Sato, T., Miyazaki, S., & Watanabe, Y. 1991 *A study on blood-type theory of personality (3): From stereotype to prejudice. Proceedings of the 33rd Annual Meeting of Japanese Association of Social Psychology*, 342-345.

Snyder, M., & Uranowitz, S. W. 1978 *Reconstructing the past: Some cognitive consequences of person perception. Journal of Personality and Social Psychology*, 36, 941-950.

Sullivan, K. (2000). *What's your type?* Washington Post 14 de Enero de 1995.

Swan, D. A., Hawkins, G. & Douglas, B. *The relationship between ABO blood type and factor of personality among South Mississipi 'Anglo-Saxon' school children.* Mankind Quarterly 20-3&4, pp. 205-258, 1980

Takuma, T., & Matsui, Y. (1985). *Ketsueki gata sureroetaipu ni tsuite [About blood type stereotype],* Jinbungakuho (Tokyo Metropolitan University), 44,15-30.

Takuma, T., & Matsui, Y. 1985 *On blood-type stereotype Jinbun Gakuhou (Tokyo Metropolitan University),* 145, 57-71.

Thompson, G. N., Jr. (1936). *Blood type as related to intelligence, emotions, and personality.* Journal of Applied Psychology, 20, 785-789.

Toyama, M. 1986 *Effects of stereotype in processing of information about other people.* Bulletin of Aoyama-Gakuin University, 40, 129-148.

Treen, J., & Hoshiai, Y. (1985, April 1). *'Typecasting': By blood.* Newsweek, 105, 50.

Watanabe, Y. (1994). *The roles of prototype and exemplar in the formation of the «blood type stereotype».* Shakai shinrigaku kenkyu [Social Psychology Research], 10-2, 77-86.

Yamazaki, K., & Sakamoto, A. (1991). *Ketsueki gata sutereotaipu ni yoru jiko joju gensho [The self-fulfillment Phenomenon generated by blood-typical personality stereotypes: time-series analysis of nation-wide survey*]. Paper presented at the 32nd Annual Convention of the Japanese Society of Social Psychology. Tokyo (pp. 289-291).

Yamazaki, K., & Sakamoto, A. (1992). *Ketsueki gata sutereotaipu ni yoru jiko joju gensho 2 [The self-fulfillment Phenomenon generated by blood-typical personality stereotypes: time-series analysis of nation-wide survey 2].* Paper presented at the 33rd Annual Convention of the Japanese Society of Social Psychology. Tokyo (pp. 342-345).

Yamazaki, K., & Sakamoto, A. 1992 *Self-fulfilling prophecy through blood-type stereotyping*. Proceedings of the 33rd Annual Meeting of Japanese Association of Social Psychology, 342-345.

Índice